孕期营养
每周计划

赵扬玉
魏　瑗　著

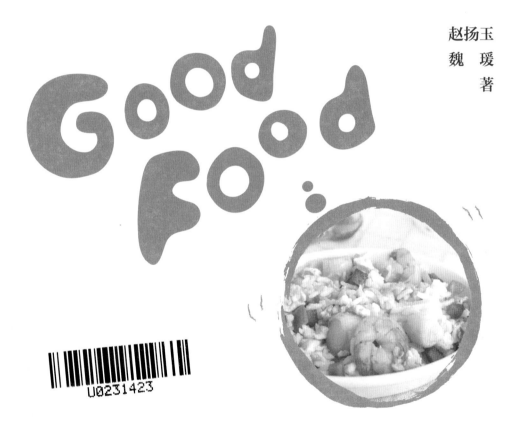

化学工业出版社
·北京·

图书在版编目（CIP）数据

孕期营养每周计划 / 赵扬玉，魏瑗著 . —北京：化学
工业出版社，2024.5
ISBN 978-7-122-42667-3

Ⅰ.①孕… Ⅱ.①赵…②魏… Ⅲ.①孕妇 - 营养卫生 -
基本知识 Ⅳ.① R153.1

中国版本图书馆 CIP 数据核字（2022）第 245162 号

责任编辑：杨晓璐　高　霞　杨骏翼　　　　特约策划：有璞文化
责任校对：王　静　　　　　　　　　　　　封面设计：尹琳琳
内文设计：赵玮玮

出版发行：化学工业出版社（北京市东城区青年湖南街 13 号　邮政编码 100011）
印　　装：中煤（北京）印务有限公司
710mm×1000mm　1/16　印张 12¾　字数 100 千字　　2024 年 5 月北京第 1 版第 1 次印刷

购书咨询：010-64518888　　　　　　　售后服务：010-64518899
网　　址：http://www.cip.com.cn
凡购买本书，如有缺损质量问题，本社销售中心负责调换。

定　　价：69.80 元　　　　　　　　　　　　　　版权所有　违者必究

妇产科医生们怀孕的时候吃什么

每次出门诊的时候，孕妈妈们拿着体重超标，或者血糖、血脂超标，或者缺铁缺钙的检查单回来，满脸懵和无奈的同时，总免不了问上一句："大夫，你们自己怀孕的时候吃什么呀？"

怀孕的时候吃什么？就我和我的同事们来说，我们怀孕的时候，大部分也会正常工作到孕8~9个月，在实在行动不便之前，我们基本都是在岗位上。所以，我们上班的时候，也是以医院食堂的食物为主，只不过是在选择这种菜或者那种菜的时候有所侧重，有所取舍罢了。如果再加上周末假日自己在家的饮食安排，我想，真正被我们重视的，大概是这三条原则：

第一个是，简单真实，自己喜欢的食物。

第二个是，安全的食物。

第三个是，符合"中国居民平衡膳食宝塔"推荐比例的食物。

简单真实，自己喜欢的食物。每个人都有自己的食物记忆，那是从小就被一日三餐、日复一日的饮食镌刻的。记得有一个孕3月将过，却仍然严重孕吐的准妈妈小心翼翼地问我："大夫，我能喝小米粥吗？"乍一听，我不明白她的问题所指。于是她继续补充："我现在主要喝八宝粥、瘦肉粥，这样营养比较丰富。但是，我喝不惯，我从小就爱喝小米粥……"

我请她放心地喝她爱喝的小米粥，在一碗小米粥之外，补充各种营养素的方法太多了。但是这一碗合胃口的粥，带给她的温暖熨帖远超所值。

　　尽信书，则不如无书。更别说当今知识分享的渠道太多。当太多的营养专家告诉我们各种各样的营养道理的时候，我们一定要记得只取其原则，同时也问问自己的胃。

　　日常食物提供的基础营养，我们也只需要简单地归于碳水化合物、蛋白质、脂肪、维生素和矿物质几个大类。就具体某种食物来说，没有谁不可或缺。不爱吃米饭的时候，馒头、面条、饺子、馄饨都可以，然后还有面包、饼干呢——提供碳水化合物这件事，它们都可以。

　　安全的食物。食物在孕期的"安全"定义有三个层面。第一个是卫生，在家里或可信赖的餐厅食堂就餐。是的，并不是绝对不可外食，只是记得选安全可靠的就餐环境就好，点外卖也是同理。

　　第二，减少加工步骤，减少加工过程中的各种添加物。也就是尽量吃新鲜的，追求食材本味，不过分调味，更不要长时间长途保鲜。不管在家，还是在外就餐，简单烹饪都值得推崇。购买包装食品的时候，也选择"简单"。看看配料表，越短越好。

　　第三，一定量的酒精和咖啡因对于普通人是安全的，但是孕期的安全阈值不一样。酒精要避免，咖啡因限于每天 200 毫克以下。这三点，我们都会在本书的内文中详细讨论。

符合"中国居民平衡膳食宝塔"推荐比例的食物。"中国居民平衡膳食宝塔"是一个简明好用的日常饮食安排工具。

它直接展现了每人每天对各种食物的具体需要量。按图索骥，就可以合理安排自己一天的饮食了。

把这个宝塔用起来，就不会再困惑于坊间流传的各种营养传说。当然，孕期还有额外的 3 点要注意：

1. 适度运动，适当控制体重的增加；

2. 注意补充含铁和钙较丰富的食物，补充叶酸，选择加碘食盐；

3. 禁烟酒。

孕期营养很重要，所以更需要我们以平常心看待，从容对待，它就简单日常。愿大家孕期都吃得健康，吃得愉快。

目录

亲爱的朋友，从你们决定迎接一个小小的新生命进入自己的人生开始，随即就会发现，伴随着这个决定一起到来的，不仅仅是希望和憧憬，一定还交织着不安与焦虑。可能是因为你不知如何准备才能怀上，也可能是不知如何才能保证新生命的健康，更可能是在网上看到不少的消极案例，还可能是备孕没有自己想象的顺利……

这些想法或经历，都再普遍不过，但要真正减少焦虑，同时实现自己"怀上最棒的一胎"的愿望，科学备孕是最基本的前提。医学界的共识是：有计划地妊娠是避免胚胎、胎儿受损的关键；注重饮食的备孕是为新生命打造好的营养和健康基础。科学备孕不仅是备孕夫妻给自己的一个安心承诺，更是对未来宝贝的爱和责任。

那么，什么叫科学备孕？

如何保障夫妻双方的备孕工作不给日常生活带去新的烦恼？

……

那就让我们从做好每周的饮食营养计划开始吧。

医学上计算孕周通常是从末次月经的第 1 天算起，是先于实际受孕时间的。所以孕 1 ～ 2 周，其实准妈妈并没有处于真正的怀孕状态。

而到了孕 3 ～ 4 周，受精卵开始在子宫"安家"，努力从游走状态的受精卵晋级为真正的"胚胎"。一般在第 4 周末，女性才能检测出自己是否怀孕。

所以，孕 1 ～ 4 周，准妈妈都无法确知是否怀孕，那么这 4 周的饮食计划与备孕期一致即可。所以本书第一章不仅包括了备孕期，也包括了孕 1 ～ 4 周的营养建议。

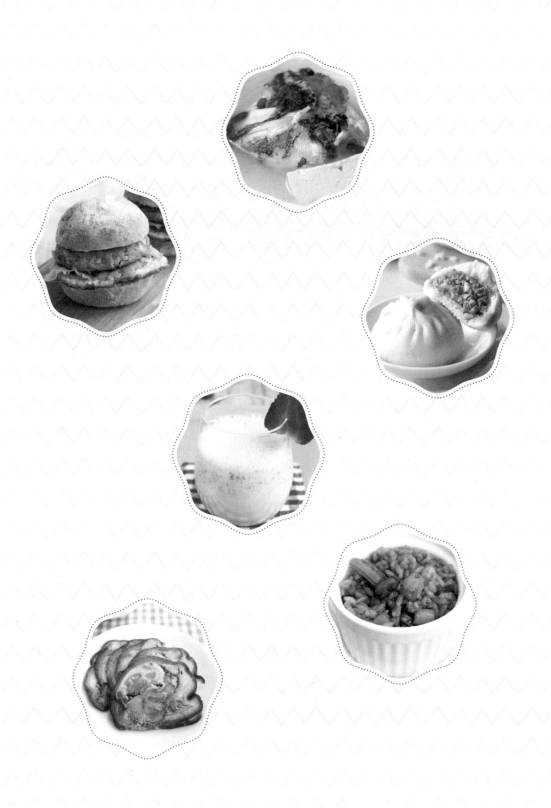

备孕和
孕1~4周

第一章

第一节 / 三餐饮食有规划

> 规律而有品质的一日三餐基本能满足备孕的需求。当然，保证"规律"需要自律；如何保证"有品质"就需要学习了。在这个基础上，有想吃的，不妨偶尔大快朵颐；实在不想吃的，也不用在为了健康的压力下，左思右想、满怀纠结。

现在我们看到的这个健康成年人的平衡膳食宝塔，是《中国居民膳食指南（2022）》核心内容的体现。

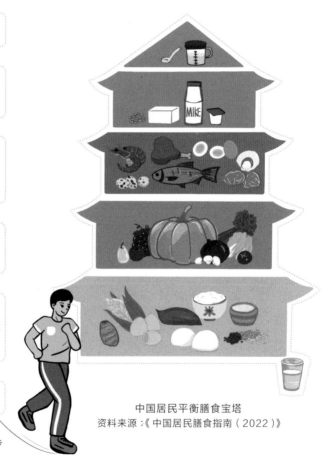

1. 盐 <5 克 油 25~30 克

2. 奶及奶制品 300~500 克
大豆及坚果类 25~35 克

3. 动物性食物 120~200 克
   – 每周至少 2 次水产品
   – 每天 1 个鸡蛋

4. 蔬菜类 300~500 克
水果类 200~350 克

5. 谷类 200~300 克
   – 全谷物和杂豆 50~150 克
   薯类 50~100 克

6. 水 1500~1700 毫升

● 每天活动 6000 步

中国居民平衡膳食宝塔
资料来源：《中国居民膳食指南（2022）》

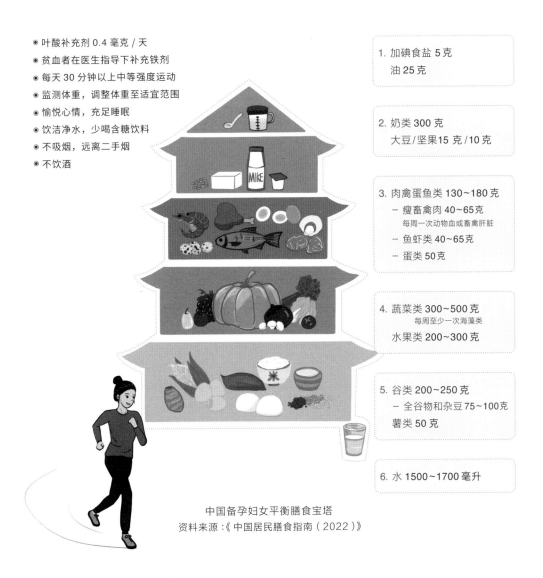

- 叶酸补充剂 0.4 毫克 / 天
- 贫血者在医生指导下补充铁剂
- 每天 30 分钟以上中等强度运动
- 监测体重，调整体重至适宜范围
- 愉悦心情，充足睡眠
- 饮洁净水，少喝含糖饮料
- 不吸烟，远离二手烟
- 不饮酒

1. 加碘食盐 5 克
   油 25 克

2. 奶类 300 克
   大豆/坚果 15 克 /10 克

3. 肉禽蛋鱼类 130~180 克
   - 瘦畜禽肉 40~65 克
     每周一次动物血或畜禽肝脏
   - 鱼虾类 40~65 克
   - 蛋类 50 克

4. 蔬菜类 300~500 克
   每周至少一次海藻类
   水果类 200~300 克

5. 谷类 200~250 克
   - 全谷物和杂豆 75~100 克
   薯类 50 克

6. 水 1500~1700 毫升

中国备孕妇女平衡膳食宝塔
资料来源：《中国居民膳食指南（2022）》

　　它给出了平衡膳食模式下的各大类食物推荐摄入量，最简化的估算方法，就是把每天所有的食物分成 4 份：2 份碳水化合物（主要为谷薯类），1 份蛋白质（主要为肉鱼蛋奶豆类），1 份维生素、矿物质、膳食纤维等其他营养物质（主要为蔬菜水果）。同时还强调了 1500~1700 毫升的饮水量和等同 6000 步的身体活动量（注：一步指行走时两足尖的距离）。

　　中国营养学会建议备孕女性在健康成年人的膳食平衡基础上，再做到以下 3 点：

1> 体重指数（BMI）为 18.5~23.9 千克 / 米^2 的妇女最适宜孕育，肥胖或低体重的备孕妇女应通过合理膳食和适度运动，将体重逐渐调整至正常范围，并维持相对稳定。

体重指数 BMI 的计算公式为：

$$体重（千克）/ 身高（米）^2$$

按照我国的标准，成人 BMI 的正常值范围应在 18.5~23.9 千克 / 米^2 之间，成人体重分类见下表。

分类	BMI 值（千克 / 米^2）
○ 肥胖	BMI ≥ 28.0
○ 超重	24.0 ≤ BMI < 28.0
✓ 体重正常	18.5 ≤ BMI < 24.0
○ 低体重	BMI < 18.5

来源：WS/T428—2013《成人体重判定》。

2> 常吃含铁丰富的食物，选用碘盐。孕前 3 个月开始补充叶酸。

3> 严禁烟和酒。

每周食材总量不低于 25 种

健康的膳食模式是保证营养规律摄入的基础。多种食材的配合、多样烹调方法的混搭，意味着摄入更多类型的营养素，共同配合实现平衡丰富的营养膳食。我们传统的食物组成包括五大类食物：

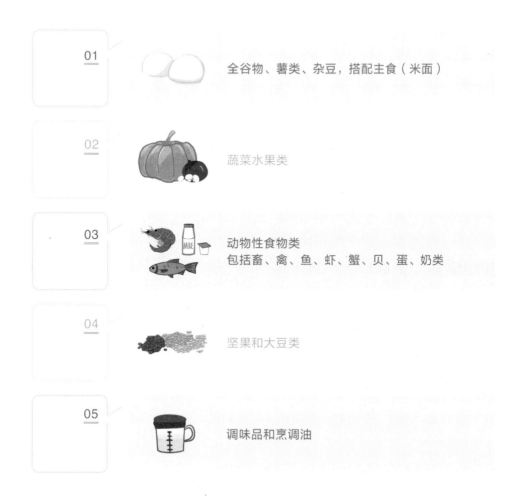

01　全谷物、薯类、杂豆，搭配主食（米面）

02　蔬菜水果类

03　动物性食物类
包括畜、禽、鱼、虾、蟹、贝、蛋、奶类

04　坚果和大豆类

05　调味品和烹调油

　　每种食物的营养素特征是不一样的，备孕期餐桌上的食物需要尽可能多样化，平均每天摄入 12 种以上食物，每周 25 种以上，其中不包括烹调油和调味品。一日三餐中，早餐 3~5 种，午餐 4~6 种，晚餐 4~5 种，加上加餐 1~2 种。这些品类从前述五大类中选取，替换搭配。

　　有效摄入多种食物，需要注意两件事。

第一，走出食材选择舒适区

　　饮食是一种习惯。从食材的选择，到烹饪的手段，都被我们的习惯所影响。现在，不妨试试走出食材选择的舒适区。

　　比如，很喜欢大口吃排骨，所以想不起来买还要挑刺的鱼来吃，其实海鱼基本都只有一根主刺，吃起来和排骨一样痛快，更别说还能做成一口一个的鱼丸；喜欢清淡的蔬菜汤，别的汤都难入法眼，其实紫菜、海带、蘑菇……都能成汤，和蔬菜汤一样清爽宜人。

第二，能多样化，就拒绝单一化

比如，在单一的白米饭中可以添加小米、玉米、大麦米、藜麦米、紫米、红米等杂粮，还可以添加豆类和薯类，变身为五谷杂粮饭 *。这样，同样是一碗饭，食材就由一种变成了三五种。而这样添加最显著的两个好处是，带来丰富的多种维生素和有效控制餐后血糖。

应季蔬果是首选

蔬菜和水果是平衡膳食的重要组成部分，是维生素、矿物质、膳食纤维的重要提供者，而"应季"能最大限度地保证新鲜以及减少营养成分的流失。

膳食均衡需要"餐餐有蔬菜，天天吃水果"。孕期对水果和蔬菜的需求明显增加，孕早期蔬菜每天摄入量达到 300 ~ 500 克，绿叶菜和红黄色蔬菜均衡搭配食用；新鲜水果摄入量为 200 ~ 300 克，最好选择全果直接食用，不榨汁、不加工。因为榨汁的过程不仅让水果中的维生素和膳食纤维流失，同时带来更高浓度的糖分摄入；而水果罐头、果干等加工方式，在大量损失维生素的同时，也失去水果的天然质感和香味，如果是使用糖渍的方式，则会直接加大糖分的摄入。

绿叶蔬菜，中等个头的成年女性一手能握住的一把大概是 100 克，每天都需要 3~5 把；而两个中等大小的苹果大约就是一日的水果量 200~300 克。

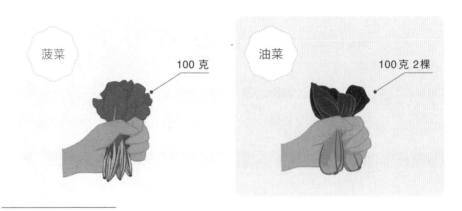

菠菜 100 克

油菜 100 克 2 棵

---

* 本书所指米饭、粥，均建议添加杂粮豆薯类食材。添加比例建议以自己口味合宜为标准，接近且不超过 50%，并多种类添加为好。

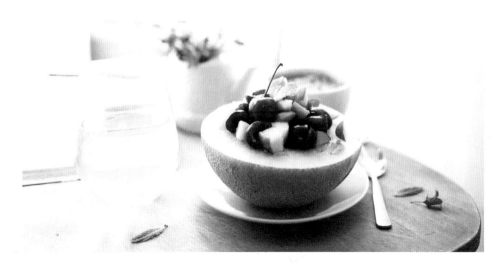

"当地"的食材，运输和存储的环节少，就会大大减小使用保鲜剂的机会；较短的运输流程减少了营养成分流失。"当季"是遵循和敬畏自然，每一种食材，无论是植物类的，还是动物类的，都自有它生长成熟丰美的时间规律；当季，往往是食材最美味、营养也最丰富的时候。结合"当地"和"当季"就可以让孕妈妈们即便是食量有限，也能尽可能得到密度最高的营养。

这里，大家还会有一个疑惑：现在的果蔬很多都能买到"产地直发"，那么在我这里不算"应季"，在产地是"应季"的，是不是也算新鲜好蔬果呢？

那就要看物流的情况了。如果是空运直派，在枝头或田头高度成熟时采摘，当天或第二天就抵达的，那无疑是新鲜好蔬果；如果是采用公路铁路运输，加上物流分拣转运的时间，需要在三五天以后才能到达的，很多果蔬就会在七八成熟的时候采摘，这些果蔬的营养价值和口感风味就不免打点折扣；如果是远洋货轮长途冷链运送的果蔬，则大概率会使用保鲜剂，在一定程度上会有损果蔬的新鲜度、营养价值和口感，尤其对于一些不耐存储的果蔬来说，这种损失就又大一些。

必须要改掉的饮食习惯

各种原因不好好吃饭

所谓"好好吃饭"，首先需要做到最基础的两点：按时和适量。过度饥饿容易暴饮暴食，普通人一时半会儿可能觉不出异常，但孕妈妈和胎宝宝可过不了这样饱一顿饿一顿的日子。

继续选择烧烤、熏制、油炸等烹饪方式

这几种烹饪方式都离不开高温高油，其制作过程不仅带来营养的大幅度流失，而且会产生多种致癌物。日常偶尔吃吃还可以，孕期还是能免则免。多说一句，高油的健康危害已经为大家所熟知，而高温的问题主要来自高温烹饪过程中用的油容易超过烟点。所以不用油的蒸煮等烹饪方式更为健康。而在煎、炒、炸的时候，要关注一下食用油的烟点高低。

另一种传统的食材转化方式——发酵，则可以放心吃。其中的乳酸菌可以改善胃肠道功能，尤其对于不适应喝牛奶，或胃肠道容易胀气的孕妈妈，不妨替换成发酵制作的酸奶、奶酪试试看。

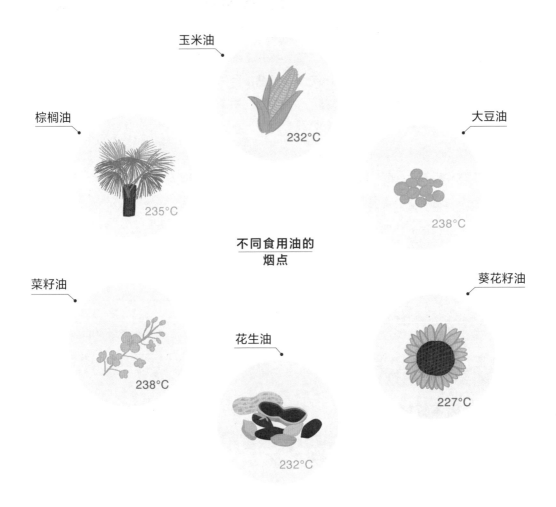

玉米油 232℃

棕榈油 235℃

大豆油 238℃

不同食用油的
烟点

菜籽油 238℃

花生油 232℃

葵花籽油 227℃

咖啡、奶茶、茶

孕期和哺乳期尽量不要饮用咖啡。如果实在想喝，每天的咖啡因摄入量最好控制在200毫克以内，过量可能会增加流产、早产、低出生体重或通过乳汁影响婴儿等风险。

那么，每天摄入咖啡因不超过200毫克是什么概念呢？使用胶囊咖啡，40毫升模式，每天建议1颗，最多不超过2颗。

饮品名称	咖啡因含量（毫克）
1杯美式咖啡	200
1杯意式咖啡	150
1杯茶饮	100
1颗咖啡胶囊	60
1包速溶咖啡	65
1袋茶包	55
1听普通有糖可乐	30

常见饮品咖啡因含量

美式滴滤咖啡机，或手冲、法压、传统滴滤等咖啡壶，咖啡因的析出比例会受到各种因素的影响，建议每天使用咖啡粉不超过12克。另外，不建议使用低咖啡因咖啡，因为其特殊的处理工艺对人体的影响并不确定。

选择挂耳咖啡的话，关注每袋的咖啡粉含量，通常在7克左右，所以也是每天1袋为好，最多也不要超过2袋。

如果在咖啡店喝咖啡的话，每天美式300毫升左右；替换成奶咖的话，拿铁或卡布奇诺等只加入牛奶和奶泡的也是可以的；爱尔兰咖啡之类加入威士忌等酒类的要避免；摩卡、玛奇朵之类加入较多糖浆和奶油的也要酌情取舍。

如果使用普通速溶咖啡粉的话，只用咖啡粉，6克以下，自己添加奶及糖。如果是使用冻干或冷萃咖啡粉，要更少一些，因为它们咖啡因含量高。注意，不要使用咖啡伴侣（粉末状态或液态的都不要），以及市售的二合一、三合一咖啡，其中往往含有植脂末（反式脂肪），除非它的成分表上明确添加的是奶粉。

还有罐装成品咖啡，每天摄入量也是不超过美式300毫升，同时还可以留意外包装上的咖啡因含量提示以及配料表，避免额外的糖分和反式脂肪。

喝一杯奶茶，可能咖啡因就已经接近上限了。主要原因是有些奶茶可能用了大量的茶叶茶包，甚至速溶的茶粉，导致咖啡因含量较高。

另外，巧克力、可可或相关口味的甜点及冰激凌也含有咖啡因，要记得计入每天的咖啡因摄入量。

小叮咛

给备孕女性在外就餐的建议

01 选择卫生等级为"A"或"B"的餐饮单位。
☑A= 优秀 ☑B= 良好

02 优先选择能够看出食材原貌的菜品。
譬如：牛排、炖牛肉块，而不是牛肉肠。

03 不选择凉菜，不吃生的肉类、蛋类等。
最大限度避免肠胃炎等胃肠道感染性疾病的发生。

超重、肥胖或低体重女性的饮食清单

超重、肥胖备孕妈妈的饮食规划

超重（24.0千克/米^2≤BMI＜28.0千克/米^2）和肥胖（BMI≥28.0千克/米^2）的女性备孕的关键是营养平衡，通过合理膳食、优化食物比例来调整体重，而不是简单地膳食"减量"，力求在最佳的生理状态下备孕。

这时候，适宜的膳食安排是：增加富含膳食纤维的蔬菜、谷薯类，以及低脂的肉类和奶制品等营养密度高、血糖指数低的食物。同时细嚼慢咽以避免过量进食。

❶ 关键词｜清淡

有意识地控制油、盐、糖。日常烹饪减少用油，少吃高糖食物，少吃高热量食物，最大限度保持吃动平衡；重视食物的咸度，保持低盐膳食，以减少身体炎症反应，避免水分潴留。因此市售甜点、甜饮料可以换成水果和天然果干，高温油炸的主食和肉类可以换成少油清蒸的食物，烹饪食物时取盐注意斟酌用量。

❷ 关键词｜五谷杂粮

把日常的米和面的一半替换成五谷杂粮。五谷杂粮提供的维生素、矿物质、膳食纤维比精米白面多几倍，提高了膳食的营养素密度，降低了能量摄入，容易掌握进食量，饱腹感持续时间长。

❸ 关键词｜蔬菜

吃饭的时候,把蔬菜（尤其是绿叶蔬菜）的优先级往前提。上桌先来一小份轻油的蔬菜，再开始正常吃饭；用淀粉含量丰富的土豆、山药等根茎类蔬菜替换一部分主食；烧肉炖汤的时候，加入胡萝卜、莲藕等耐炖煮的蔬菜，可以让餐桌上的蔬菜品种更加丰富。

❹ 关键词｜运动

除了健身房里的规律运动，更日常和生活化的运动是在小区里快走慢跑、骑自行车上班、做家务、上下楼梯、步行出行等都是适合备孕女性，能实现备孕要求的中等强度的运动。

运动就是让身体动起来，不要长时间保持静态，包括久坐、久站、久躺。

❺ 关键词｜慢慢来

减肥，绝对不是越快越好。健康的减肥速度以每月2~4千克为宜。

低体重备孕妈妈的饮食规划

低体重（BMI<18.5 千克/米^2）的备孕妈妈，关键是改善营养摄入和消化能力，增加体脂率，进而增加体内的雌激素。可以在每顿饭都多吃几口主食，同时也努力多吃一些瘦肉、蛋、奶、鱼等以获得更多的优质蛋白。游泳可以改善心肺功能，同时锻炼肩背肌肉。每周规律游泳，保持一定的运动量，也是打开胃口的一个好办法。低体重的备孕妈妈首先要分辨是属于先天性的，还是消化能力问题引起的，抑或是过度疲劳导致的。

咨询你的产科医生，先做出基本的判断。

先天瘦体型的低体重与遗传有关，只要体力精力都充沛，就不用多虑。也可以做一些增强肌肉的努力，比如多吃一些优质蛋白。

消化能力问题引起的低体重，需要先向消化科医生了解改善消化功能的方法。日常饮食重点：柔软水分足、温热易消化。尽量避免生冷、粗粝的食物，可以把一些不好消化的食物用破壁机处理过后再吃。还要注意油腻的食物也是不好消化的食物，而且营养价值低，要少吃或不吃。培养按时吃饭、细嚼慢咽的吃饭习惯，培养散步、做操之类低强度的运动习惯。

过度疲劳引起的低体重，先调整或结束高强度体力劳动或精力透支的生活状态，恢复到规律舒缓的日常生活节奏，让自己吃得下睡得着。然后逐步提高蛋白质和碳水化合物的摄入量，平衡饮食，尤其不用特意摄入更多脂肪。

备孕男性的饮食要点

第一，和备孕女性一样，保持健康的饮食方式。重点包括：规律饮食，加大蔬果和五谷杂粮在食物中的比例；尽量不要吃烧烤熏炸食物；尽量不要喝咖啡因含量高的咖啡和茶。

第二，提前半年戒烟、戒酒。

第三，额外补充这些营养素：

（1）叶酸，男性也要提前 3 个月开始补充。叶酸不足，会使精子数量下降，造成精子中染色体异常。因此，建议男性提前 3 个月补充叶酸到女性怀孕为止。

（2）锌，充分摄入能有效提高性能力。锌主要可以通过食用牡蛎、鱼虾等海产品获得。

（3）天然维生素 E 和番茄红素，能够让精子更具活力，从而提高精液质量。天然维生素 E 含量高的食物包括芝麻、木耳和松子、榛子等坚果类食物；番茄红素人体无法自身合成，低油热炒后的番茄是其最理想来源。

（4）蛋白质，尤其是优质蛋白质的合理摄入，也是优生优育的重要法则。蛋白质参与男性内分泌的调节，是体内多种酶和激素的主要构成原料，也能提高精子的数量和质量。低脂红肉、大部分鱼禽和蛋奶都是优质蛋白质的来源。

第二节／额外补点啥

重点关注的营养素

叶酸

中国营养学会建议，备孕的女性应从准备妊娠前 3 个月开始每天补充 400 微克叶酸，叶酸补充需要持续整个孕期并延续至产后。

为什么需要提前补充叶酸？

1.妊娠的第 3~8 周，是胎儿神经系统发育形成的关键时期。而大多数情况下，孕妈妈要到 5 周甚至更晚的时候才察觉怀孕。这时再补充叶酸，会错过最佳时机。

2.叶酸需要持续补充 12~14 周之后，血浆中的叶酸浓度才能稳定且有效。因此，要在妊娠 3~8 周时利用上它，就需要提前 3 个月开始补充。

叶酸主要的膳食来源是动物肝脏、蛋类、豆类、酵母、绿叶蔬菜、水果及坚果类。天然食物直接提供的叶酸在烹调加工中往往会大量流失，生物利用率远不及叶酸补充剂。因此，保证每天摄入 300~500 克各种蔬菜，其中 250 克以上的绿色蔬菜，再按量补充叶酸，对备孕女性来说非常重要。

还有，叶酸虽好，但也不能乱补，一定要遵医嘱服用。按照我国营养素参考摄入标准，成年女性的叶酸每日最高摄入量为 1000 微克。也就是说，除非有医生或营养师的处方，备孕女性日常从叶酸补充剂、复合维生素、食品中摄入的叶酸，加起来不能超过 1000 微克。

铁

缺铁性贫血是妊娠期最常见的贫血，占妊娠期贫血的 95%。妊娠期对铁的需求增加，是孕妈妈缺铁的主要原因。

孕期铁缺乏或贫血，容易造成早产、胎儿宫内生长发育迟缓、新生儿低出生体重，备孕期缺铁的孕妈妈在孕期更易发生妊娠缺铁性贫血，极大地影响母婴健康。

所以，备孕女性应经常摄入含铁丰富且利用率高的动物性食物，保障体内足够的铁储备。铁缺乏或缺铁性贫血的备孕妈妈应该纠正贫血后再怀孕。

动物血、肝脏及红肉 * 中铁含量及铁的吸收率均较高，注重规律摄入。每天保证红肉 50~100 克；每周 1~2 次动物血或畜禽肝脏 25~50 克。还应同时摄入维生素 C 含量高的蔬菜和水果，以提高食物中铁的吸收和利用率。

碘

孕期需要更多的甲状腺激素来帮助身体加强物质和能量代谢，维持骨骼和神经系统尤其是胎儿期大脑的正常发育，而碘是合成甲状腺激素必不可少的微量元素。在孕前和孕期，保持理想的碘营养状态，可以预防碘缺乏对胎儿神经系统和体格发育的不良影响，并保障智力发育。

碘盐，是对于我们常规食物普遍缺乏碘的弥补措施。《中国居民膳食指南（2022）》指出，依据我国现行食盐强化碘量 25 毫克／千克、碘的烹调损失率 20%、每日食盐摄入量 5 克计算，每日摄入碘约 100 微克，可以达到一般健康成年人推荐摄入量。孕期每天对碘的需要增加 110 微克。

考虑到早孕反应的影响，建议备孕期和孕期女性除食用碘盐外，每周吃 1~2 次富含碘的海产品。

干的裙带菜和紫菜是补碘小能手，分别只需要 0.7 克和 2.5 克就能与 100 克鲜海带，或 30 克贝类，或 40 克鱼所能提供的碘相当，大约为 110 微克。

备孕妈妈要重视筛查甲状腺疾病，保持正常的甲状腺激素水平，在健康的碘营养状态和甲状腺功能状态下怀孕。

---

* 红肉：营养学名词，指烹饪前呈现红色的肉。主要指日常食用的牛、羊、猪和偶尔食用的驴、兔、鹿等哺乳动物的肉。红肉是为人体提供铁元素的重要食材。

其他常见营养补充剂

DHA

在备孕阶段，如果日常饮食中有较多的海洋产品，如鱼类（尤其是深海鱼）、贝类、海藻类，则DHA不需要额外补充。保证每周吃300~500克左右的海鱼，也就是2~3次，就够用了。

DHA是大脑神经系统发育所必需的一种n-3多不饱和脂肪酸。从怀孕开始，母体和胚胎对其需求量才会有所增加。在备孕阶段，并不需要额外补充DHA制剂。

如果日常饮食中没有或很少有海鱼，可以向产科或营养科医生咨询。

复合维生素

很多的备孕女性为了改善营养状况，选择服用复合维生素片和备孕期营养强化食品。如果没有明显的营养素缺乏情况，不建议服用大剂量的复合维生素补充剂和营养强化食品。

健康的备孕女性保持均衡的膳食习惯，不用刻意补充复合维生素片，通过食物摄入满足储备营养素即可。

对于日常饮食量小、摄入不足或食材单一的备孕女性，补充复合维生素片是有益无害的。

对于日常饮食习惯不合理，比如经常不能定时吃饭，或忙于工作不能自己选择食物的备孕女性，复合维生素片非常必要。但国外购买的复合维生素片就要慎重使用了，因为国外的营养素摄入标准与我国不同，需要咨询产科医生后使用。

第三节／规律而有品质的一日三餐

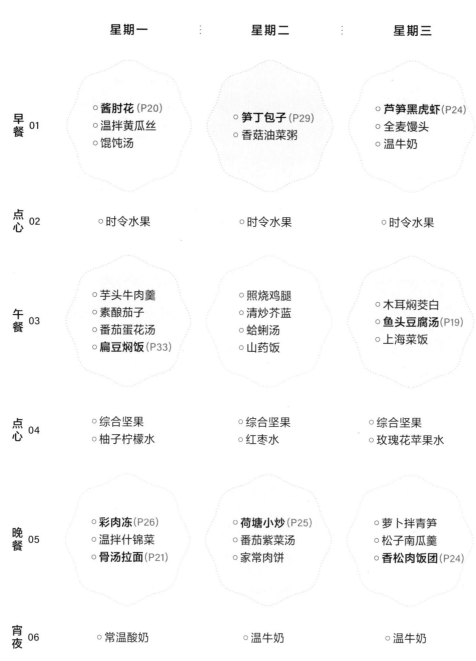

		星期一	星期二	星期三
早餐	01	酱肘花 (P20) 温拌黄瓜丝 馄饨汤	笋丁包子 (P29) 香菇油菜粥	芦笋黑虎虾 (P24) 全麦馒头 温牛奶
点心	02	时令水果	时令水果	时令水果
午餐	03	芋头牛肉羹 素酿茄子 番茄蛋花汤 扁豆焖饭 (P33)	照烧鸡腿 清炒芥蓝 蛤蜊汤 山药饭	木耳焖茭白 鱼头豆腐汤 (P19) 上海菜饭
点心	04	综合坚果 柚子柠檬水	综合坚果 红枣水	综合坚果 玫瑰花苹果水
晚餐	05	彩肉冻 (P26) 温拌什锦菜 骨汤拉面 (P21)	荷塘小炒 (P25) 番茄紫菜汤 家常肉饼	萝卜拌青笋 松子南瓜羹 香松肉饭团 (P24)
宵夜	06	常温酸奶	温牛奶	温牛奶

注：本书菜谱中所列食材用量为正常体重一人食所需。如果不便于日常烹饪操作，等比例添加食材即可。

一周营养食谱举例

|星期四|星期五|星期六|星期日|

◦ **生滚鱼片粥**(P22)
◦ 蔬菜沙拉
◦ 谷物牛奶

◦ **褡裢火烧** (P18)
◦ 醋拌海菜
◦ **八宝粥** (P66)

◦ **自制汉堡** (P35)
◦ 拌菠菜
◦ 牛油果牛奶

◦ **皮蛋瘦肉粥** (P28)
◦ 玉米生菜沙拉
◦ 常温酸奶

◦ 时令水果

◦ 时令水果

◦ 时令水果

◦ 时令水果

◦ **三杯鸡** (P32)
◦ 醋拌菠菜
◦ 枸杞银耳汤
◦ 地瓜饭

◦ **南煎猪肝** (P27)
◦ 豆米烧茄子
◦ 黄瓜蛋花汤
◦ 二米饭

◦ **油焖虾** (P28)
◦ 葱拌豆腐
◦ 木耳菜汤面

◦ **马蹄蒸肉饼** (P25)
◦ 榄菜四季豆
◦ **汤豆尖** (P33)
◦ 全麦馒头

◦ 综合坚果
◦ 苹果红枣水

◦ 综合坚果
◦ 百香果蜜水

◦ 综合坚果
◦ 鲜奶淡乌龙煮水

◦ 综合坚果
◦ 椰子水

◦ 地三鲜
◦ 豆腐虾米汤
◦ **小肉龙** (P23)

◦ **墨鱼肉丝** (P31)
◦ 蛋花汤
◦ 荷叶饼

◦ **蚵仔煎** (P30)
◦ 冬瓜汤
◦ 青酱海鲜面

◦ 健康外食

◦ **酸奶拌水果** (P34)

◦ 温牛奶

◦ 温牛奶

◦ **草莓牛奶** (P34)

褡裢火烧

🧺食材准备

面粉 100克

猪肉馅 50克

葱、姜 少许

生抽、盐、
香油 适量

🍴做法

1 温水和面成面团，放在屉布上静置 30 分钟。

2 葱、姜切末，放入猪肉馅，加生抽、香油、盐调匀。

3 面团揉成条，切段，撒面粉揉小团擀成长圆形面皮。

4 调好的馅料放入面皮抹匀，先折叠一侧，再用另一侧面皮轻轻叠压。

5 平底锅入油烧热，叠好的火烧平铺放好。

6 3 分钟后翻面，反复煎至两面都呈金黄色即可。

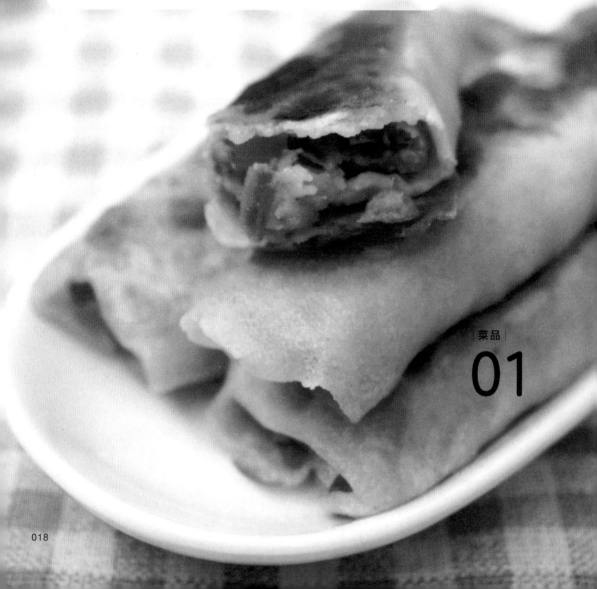

菜品

01

| 菜品 |

02

鱼头豆腐汤

🧺食材准备

鱼头 1个　　**豆腐** 1块　　**料酒、盐** 适量
枸杞子、姜 少许

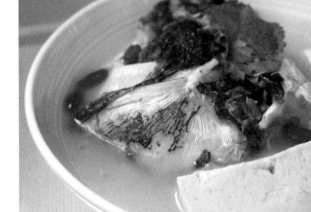

❗做法

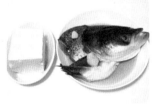

步骤 | 1

鱼头洗净，用盐、料酒抹匀腌制10分钟；豆腐洗净，切块。

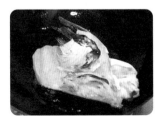

步骤 | 2

烧锅入油，煎鱼头，每面煎1~2分钟。

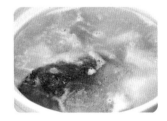

步骤 | 3

换砂锅加开水，放姜、豆腐、鱼头熬煮10分钟。

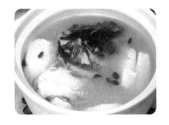

步骤 | 4

汤汁呈乳白色后，撒枸杞子，加适量盐搅拌均匀即可。

酱肘花

🥣食材准备

肘子肉 100克　　豆腐乳 1块　　小茴香 5克　　花椒 5克

大料 3克　　桂皮 3克　　冰糖 20克　　葱、姜、料酒、生抽、

老抽、盐 适量

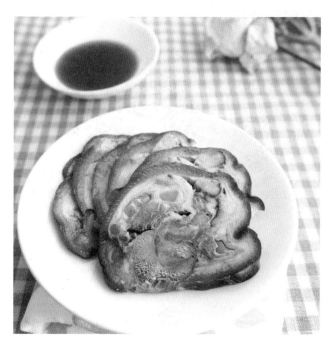

🥄做法

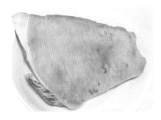

步骤 | 1

葱切段，姜切厚片，肘子洗净沥水备用。

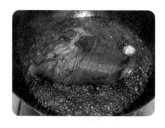

步骤 | 2

烧锅入油，加葱姜、冰糖慢慢搅拌熬汁后，放入肘子轻轻翻炒上色。

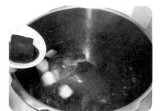

步骤 | 3

高压锅加水，肘子和酱汁一起倒入高压锅，加入所有配料盖锅盖上汽后蒸 20 分钟。

骨汤拉面

食材准备

猪汤骨 200 克

日式拉面 100 克

冬笋片、姜片、黑木耳 少许

盐、醋、生抽 适量

做法

1 将猪汤骨洗净，冷水下锅，开锅后撇去浮沫。

2 加入姜片、醋，小火炖 1 小时后加冬笋片连续炖 1 小时。

3 捞出肉和冬笋片，加生抽腌制；木耳切丝汆熟。

4 将拉面煮熟装碗，放入备好的配料，浇上骨汤即可。

菜品

04

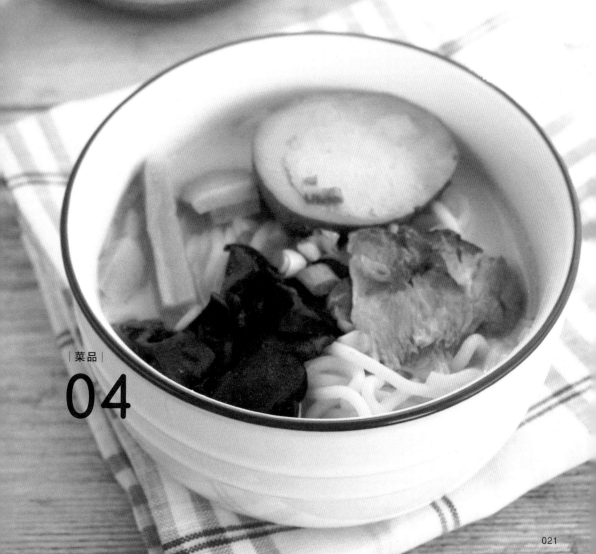

生滚鱼片粥

🧺 食材准备

大米 50 克

鱼片 40 克

葱花、姜丝 少许

盐、料酒、白胡椒粉 适量

🍴 做法

1 将大米洗净，浸泡 30 分钟，放入锅中大火烧开后转小火煮 30 分钟。

2 鱼片用姜丝、白胡椒粉、料酒腌制 10 分钟。

3 将腌好的鱼片放入粥中，快速搅拌以免鱼片粘连，加入适量盐煮 3 分钟。

4 粥煮好后放入葱花关火即可。

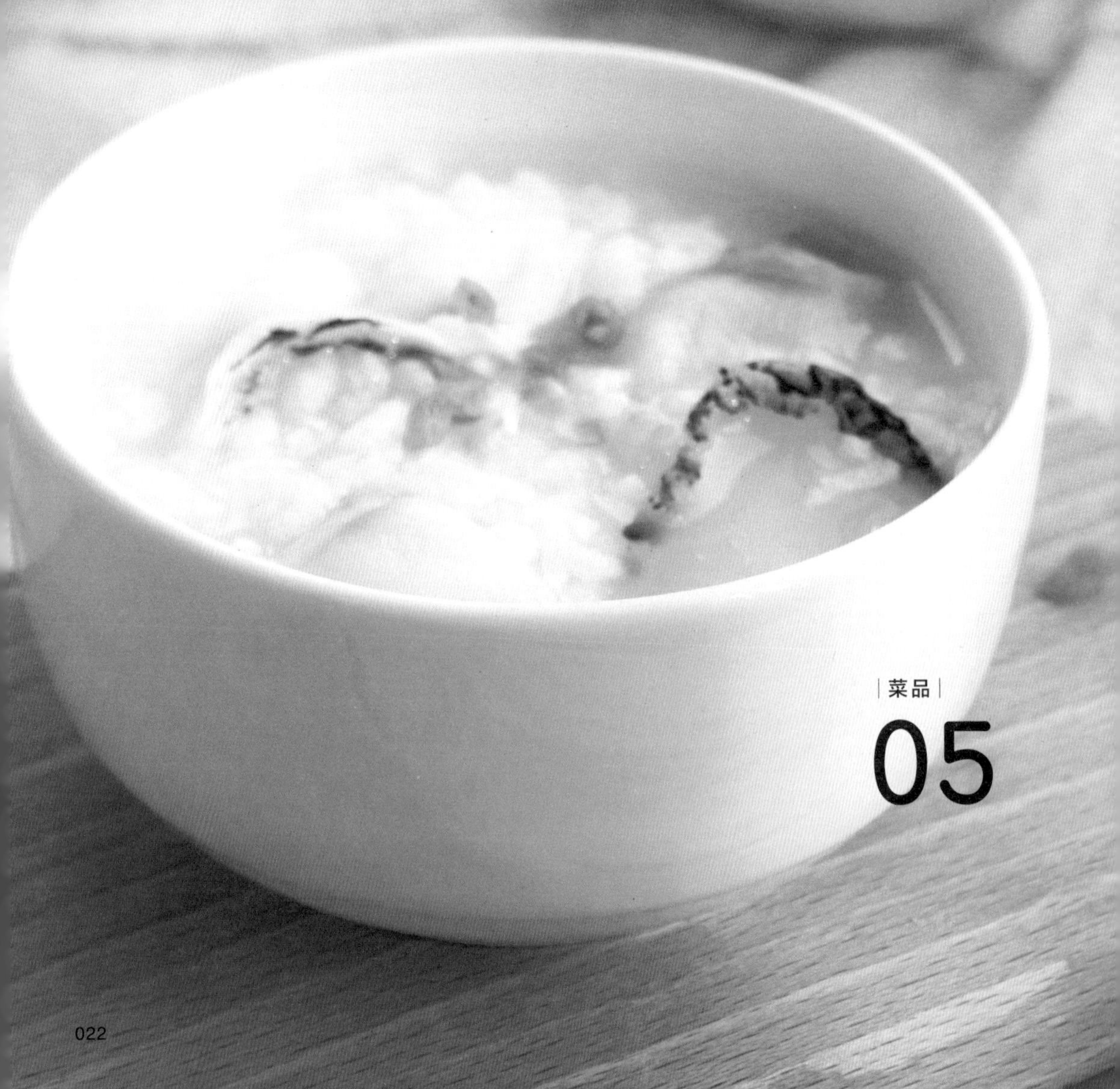

|菜品|

05

菜品

06

小肉龙

食材准备

面粉 100克　　**猪肉馅** 80克　　**酵母** 1克　　**葱末、姜末** 少许

生抽、老抽、白糖、香油、蚝油、盐、白胡椒粉 适量

做法

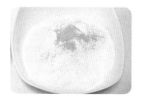

步骤 | 1

面粉中放入酵母、适量白糖，边加温水(约70毫升)边用筷子搅拌成絮状。

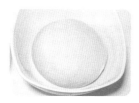

步骤 | 2

将面粉揉成团盖上盖子或保鲜膜，放在温度较高的地方发酵到约两倍大。

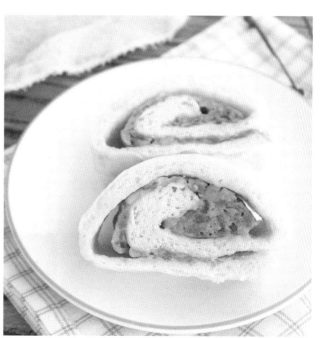

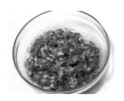

步骤 | 3

肉馅中加入葱姜末、生抽、老抽、白胡椒粉、蚝油、盐、香油搅拌均匀。

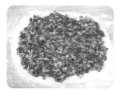

步骤 | 4

发酵好的面团揉搓排气，取适量大小的面剂子擀成面饼，均匀地铺一层肉馅。

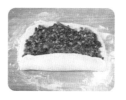

步骤 | 5

在面饼一侧轻轻向内侧卷起，将肉馅裹紧在面饼里。

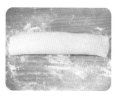

步骤 | 6

面饼卷成卷，放在蒸锅中，上汽蒸20分钟，关火不开盖再焖3~5分钟即可。

| 菜品 | 07 **芦笋黑虎虾**

🛒 食材准备

芦笋 40克　**黑虎虾** 5只

柠檬片 3片

盐、香油、海盐、蜂蜜 适量

📍 做法

1 芦笋去尾，入水加盐加油，焯熟、沥干，放盐和香油调拌均匀。

2 黑虎虾去虾线、剪须，放入柠檬片和蜂蜜腌制。

3 黑虎虾放平底锅小火慢煎，熟后撒入少许海盐。

| 菜品 | 08 **香松肉饭团**

🛒 食材准备

熟米饭 100克　**猪里脊** 25克

海苔 2片　**葱、姜** 少许

酱油、生抽 适量

📍 做法

1 猪里脊切片、葱切段、姜切片，一起入锅加水煮熟。

2 熟里脊用擀面杖压碎，入油锅加酱油、生抽翻炒均匀。

3 翻炒过后的熟里脊再次用擀面杖擀压成肉松。

4 手蘸清水将熟米饭放手心摊平，加肉松，之后再用熟米饭盖平，倒入饭团模具中塑形，裹海苔。

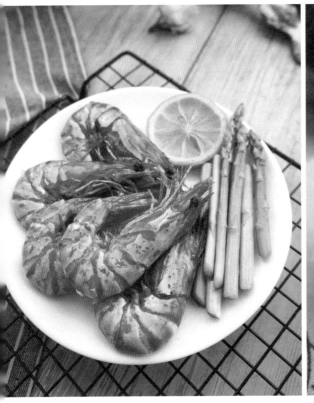

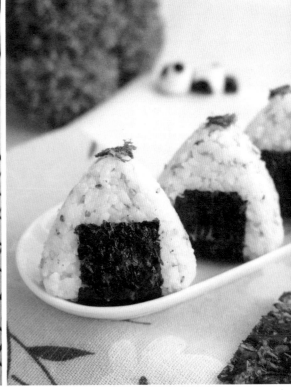

菜品 09 荷塘小炒

食材准备

藕 60克　　**木耳** 少许

山药、胡萝卜、荷兰豆 20克

盐 适量

做法

1 藕、山药、胡萝卜洗净去皮、切片，木耳洗净撕成小朵，荷兰豆洗净备用。

2 烧锅入油，放入藕片、胡萝卜片、木耳翻炒。

3 加入山药、荷兰豆翻炒，炒熟后撒适量盐调味即可。

菜品 10 马蹄蒸肉饼

食材准备

猪肉末 100克　　**香菇** 2朵　　**马蹄** 1个

生抽、白糖、淀粉、盐 适量

做法

1 香菇洗净切碎，马蹄洗净去皮、沥干、切碎备用。

2 猪肉末加入香菇碎、马蹄碎、2勺生抽、2勺淀粉、适量白糖、适量盐拌匀。

3 将调好的肉馅做成肉饼，上锅蒸10分钟即可。

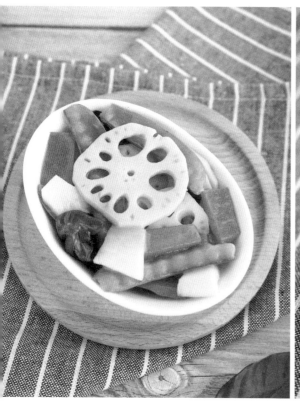

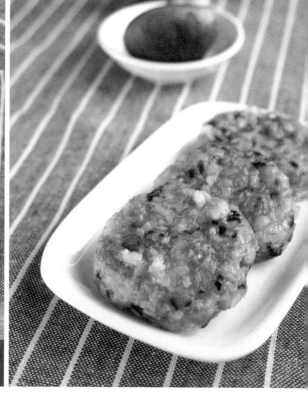

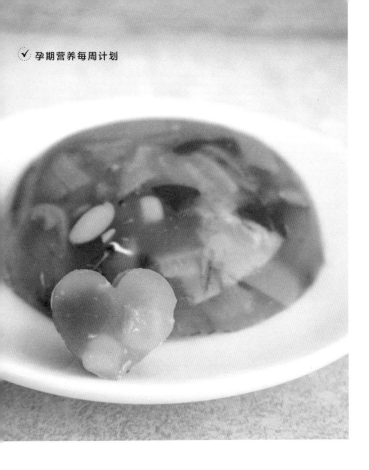

彩肉冻

🧺 食材准备

猪皮 300克

胡萝卜丁、青豆、玉米粒 各20克

西蓝花碎 20克

料酒、盐 适量

姜、花椒、大料、香叶、桂皮、八角 少许

🍴 做法

1 猪皮洗净去毛后，入锅加水，放入姜、花椒、大料、香叶、桂皮、八角大火煮5分钟。

2 取出猪皮，放凉，刮去白油和肥肉后，切细肉段备用。

3 肉皮段放入锅中，加4倍水，大火煮开后，转文火煮50分钟，放入青豆、玉米粒、胡萝卜丁煮10分钟。

4 放入煮熟的西蓝花碎，加盐搅拌均匀，关火。

5 倒入一个耐热的容器中，待冷却后封保鲜膜放入冰箱冷藏直至成冻即可。

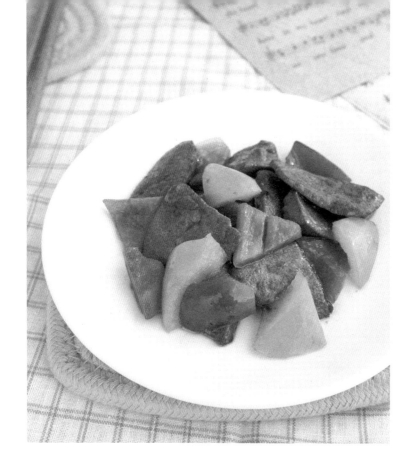

| 菜品 |

12

南煎猪肝

食材准备

猪肝 50克

彩椒片 30克

白醋、料酒、酱油、淀粉、盐 适量

做法

1 猪肝用清水洗净，倒入少许白醋和料酒泡20分钟去腥。

2 猪肝沥干水后切片，加盐、料酒、酱油、淀粉、食用油腌制10分钟。

3 烧锅入油，先放猪肝煎炒至七八成熟。

4 再放入彩椒、盐，翻炒均匀即可。

（注：猪肝需选用正规厂家出品。）

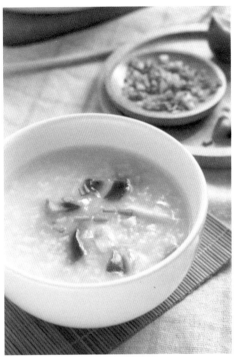

| 菜品 | 13 **皮蛋瘦肉粥**

🍲 **食材准备**

大米 50克　　**圆白菜** 50克

猪里脊 30克　　**皮蛋** 2个

姜、香葱 少许　　**生粉、盐** 适量

🍴 **做法**

1 大米淘净煮粥；圆白菜洗净切丝，皮蛋切丁，姜切丝，香葱切末备用。

2 猪里脊切丝，加1勺生粉、少许盐拌匀腌制。

3 粥煮好后，依次放入姜丝、猪里脊丝、皮蛋丁、圆白菜丝，开锅后撒香葱末即可。

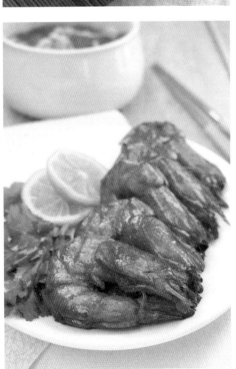

| 菜品 | 14 **油焖虾**

🍲 **食材准备**

虾 5只　　**大葱、姜** 少许

料酒、生抽、盐、白糖 适量

🍴 **做法**

1 虾去须去线、洗净沥干；葱切段，姜切丝备用。

2 烧锅入油，放入虾煎至两面变红后，加葱、姜爆香。

3 倒入料酒、盐、白糖、生抽翻炒均匀收汁即可。

笋丁包子

食材准备

面粉 100克

酵母 1克

肉馅 50克

冬笋丁 50克

葱花 少许

姜粉、生抽、
白糖、盐 少许

做法

1 面粉中放入酵母、白糖，边加温水（50毫升左右）边用筷子搅拌成絮状。

2 将面粉揉成团盖上盖子或保鲜膜，发酵到约两倍大。

3 冬笋丁焯水备用。

4 肉馅加姜粉、葱花、生抽腌制后，加入冬笋丁拌匀。

5 发好的面揉搓排气，切出大小一致的面剂，擀皮包馅。

6 烧锅入水，开锅后包子上屉大火蒸20分钟，关火不开盖再焖10分钟即可。

（注：环境温度影响发酵时长。快速发酵时，环境温度也要控制在40℃以下。）

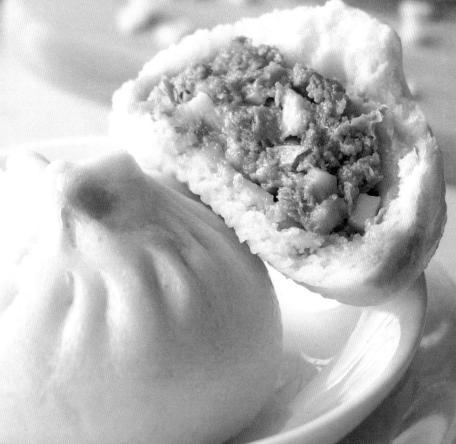

| 菜品 |

15

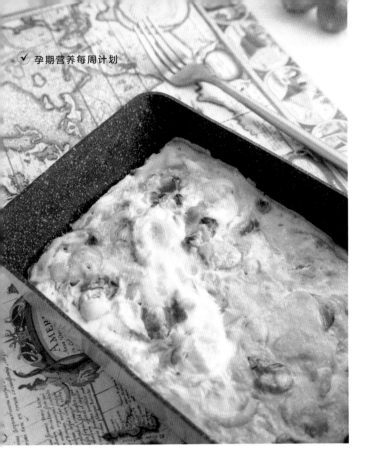

16

蚵仔煎

🧺 食材准备

牡蛎肉 30 克

鸡蛋 1 个

小洋葱 1 颗

盐 适量

🍴 做法

1 牡蛎肉洗净沥干；洋葱洗净切条备用；鸡蛋打入碗中搅成蛋液。

2 烧锅入油，依次倒入鸡蛋、牡蛎肉、洋葱。

3 两面煎至金黄色后撒适量盐即可。

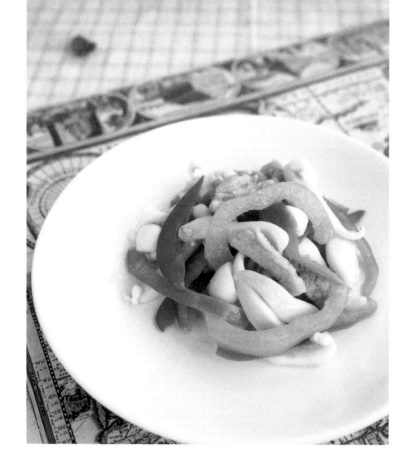

墨鱼肉丝

👜食材准备

墨鱼 50克

猪里脊肉 50克

彩椒 30克

葱、姜 少许

盐、淀粉、料酒 适量

做法

1 墨鱼洗净切丝、焯烫；猪里脊肉、彩椒洗净切丝，姜切丝，葱切碎备用。

2 里脊丝用盐、淀粉、料酒腌制10分钟备用。

3 烧锅入油，葱姜爆香后放里脊丝翻炒至变色。

4 再依次放入墨鱼丝、彩椒丝，加盐翻炒均匀即可。

三杯鸡

🥢 食材准备

鸡全腿 1 个

葱段、姜片、蒜片 少许

生抽、老抽、料酒、米酒、
胡椒粉、盐、白糖 适量

🍴 做法

1 鸡腿洗净切大块，用料酒、盐、生抽、胡椒粉腌制
   20 分钟。

2 锅烧热油，下葱姜蒜爆香，再加入腌制好的鸡腿翻炒。

3 小锅中加入适量热水、一杯生抽、一小勺老抽、一
   杯白糖、一杯米酒。

4 盖上锅盖中小火焖 10 分钟，大火收汁，待汤汁浓
   稠后起锅即可。

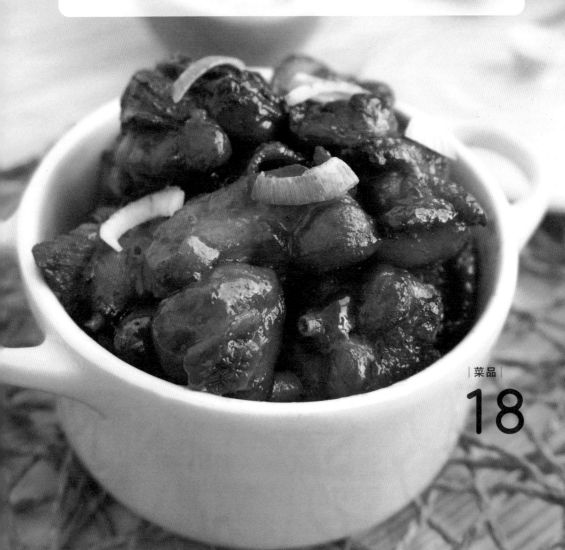

菜品

18

| 菜品 | 19 **汤豆尖**

食材准备

豌豆苗 150 克　　贝尖 10 克
姜粉、盐 适量

做法

1 豌豆苗洗净去根，贝尖冲洗干净备用。

2 烧锅入水，水开后放入贝尖、姜粉熬
 3~5 分钟。

3 放入豌豆苗，再次开锅之后，撒适量盐
 即可。

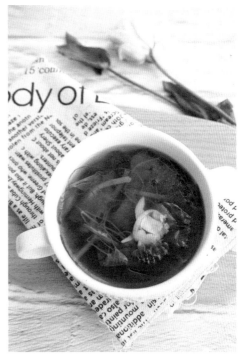

| 菜品 | 20 **扁豆焖饭**

食材准备

猪肉丁 20 克　　扁豆 30 克
土豆块 30 克　　大米 30 克
葱花 少许　　盐、生抽 适量

做法

1 锅入油烧热，放葱花爆香后，放入猪
 肉丁翻炒至变色。

2 加土豆块、扁豆、生抽，煎炒至土豆
 块微微变焦。

3 倒入没过土豆扁豆的水量，大火烧开，
 加入适量盐调味。

4 电饭锅内放入淘好的大米，将步骤 3 中的
 汤汁倒入电饭锅，加水至标准煮饭水位。

5 将步骤 3 的菜料加入电饭锅，开始煮
 饭程序即可。

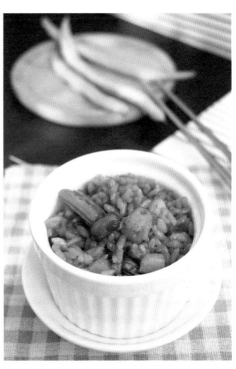

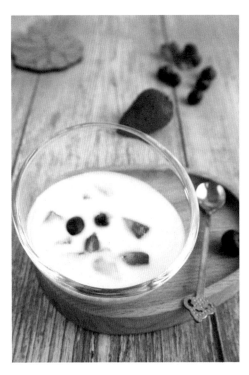

| 菜品 | 21 **酸奶拌水果**

🍴 **食材准备**

无添加酸奶 100 克

时令水果 100 克
（树莓、蓝莓、草莓、猕猴桃等均可）

🥄 **做法**

1 浆果切小块，拌入酸奶中即可。

2 浆果替换成其他各种时令水果，就是酸奶水果杂拌。不用拘泥，手边有什么水果切碎拌入酸奶都可以的。

3 如果拌入甜味明显的水果，就不要再添加糖或蜂蜜调节口味了。

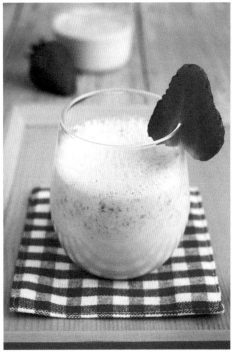

| 菜品 | 22 **草莓牛奶**

🍴 **食材准备**

牛奶 150 毫升　　**草莓** 3~5 颗

🥄 **做法**

1 草莓洗净，去果蒂，和牛奶一起加入搅拌机，高速搅打 20 秒即可。

2 喜欢牛奶绵密口感的话，可先将牛奶搅打到起泡，然后再加入草莓，搅打 20 秒即可。

3 草莓也可以替换成其他水果。蓝莓、香蕉、牛油果、木瓜、桃子都是比较推荐的选择。

（注：牛奶和水果的比例可以根据自己的喜好调整。）

自制汉堡

食材准备

全麦小面包 3个

生马蹄肉饼 3个

鸡蛋 3个

生菜 少许

番茄酱 适量

做法

1 面包一切为二；生菜洗净、沥干备用。

2 烧锅入少许油，磕入鸡蛋煎熟，备用。

3 小火热锅后放入生肉饼（肉饼制作方式见 P25 "马蹄蒸肉饼"），煎至两面微焦，关火，取出。

4 在面包底片依次放煎鸡蛋、番茄酱、生菜、肉饼、番茄酱，盖面包片即可。

菜品

23

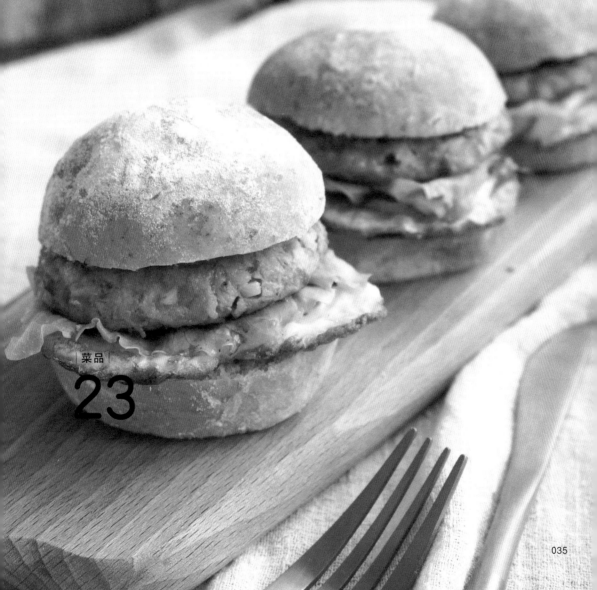

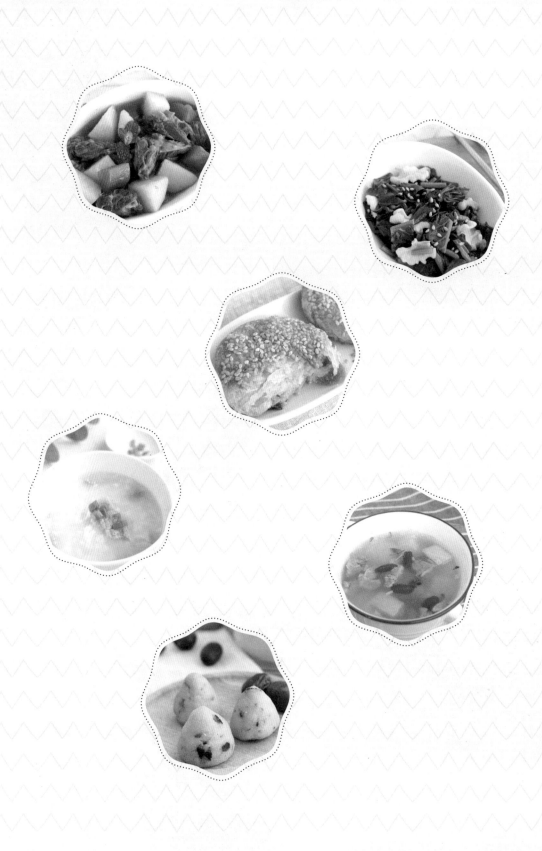

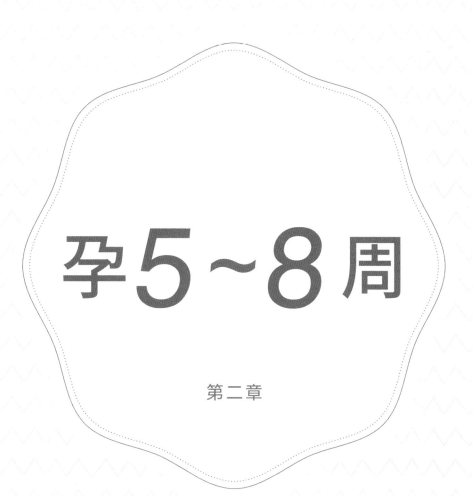

孕5~8周

第二章

第一节 / 身体的变化

本月的胎宝宝进入生长发育特别关键的时期。

在这4周，外形上，胎宝宝开始长出四肢，手指、脚趾、外耳等细小的外形也开始出现；胎宝宝有了心跳，神经管闭合，大脑和脊髓开始形成，肺、肾等重要器官开始发育。这时候的胎宝宝对环境、孕妈妈吃进去的所有东西都非常敏感，稍有不慎，胎宝宝的发育就可能受到影响。

胎盘为胎宝宝提供生长发育的所有营养，而这个月也正是胎盘快速稳定成长的阶段，胎盘会分泌大量的妊娠激素*和其他一些怀孕过程中必不可少的激素。而这些激素，会让现在的孕妈妈出现这些变化：

1 恶心，甚至呕吐。

2 情绪容易波动。

3 乳房增大，乳头和乳晕颜色变深甚至变黑，乳头周围可能出现一些小结节，乳房还可能会胀痛、发痒。

由于早孕的不适感，部分孕妈妈此时也容易感觉疲劳、嗜睡等。

第二节 / 本月营养关键点

孕吐，70%的孕妇都会遭遇的烦心事

怀孕期间体内的HCG和孕酮水平升高，会抑制胃肠道的平滑肌蠕动，使孕妇出现恶心、呕吐、厌食等症状，也就是我们常说的早孕反应。

---

* 医学上叫人绒毛膜促性腺激素，我们在检查单上看到的大名鼎鼎的HCG就是它。

在孕早期，将近 70% 的孕妈妈会有反胃恶心的感觉，大部分孕妈妈都只是轻微的反酸呕吐。这种情况下，要做的事情是：

☑ **坚持少食多餐，每餐不要过饱。**

☑ **早晨用温盐水漱口。**

☑ **避免接触诱发呕吐的气味、食物。**

孕妈妈在孕 6 周左右出现比较明显的孕吐，8～10 周达到高峰，一般在孕 12 周会自行消失。也有一部分会持续至 16 周，甚至更久。轻微的孕吐，如果没有影响到体重，尿量也没有发生变化，就不用去医院。

吐到什么程度需要就医

一旦出现妊娠剧吐，就要尽快就医。

什么程度算是"剧吐"？妊娠剧吐常常发生在妊娠 5 ～ 10 周，孕妈妈频繁恶心呕吐，不能进食。排除其他疾病引发的呕吐，体重较妊娠前减轻 5% 及以上，并伴有电解质 * 失衡的表现，如头晕、疲劳、入睡困难、心悸、焦虑、腹泻、胃疼等。

因此，孕吐的时候，首先要保证水的摄入量和电解质的平衡。因为呕吐会带走大量的体液，导致电解质从体内大量流失。这时候要做的是适量喝水，尽快就医。

妊娠剧吐的主要原因是怀孕后体内激素增高，双胞胎或多胎妊娠，孕妈妈血液 HCG 值明显升高，剧烈孕吐的发生率也高。另外，精神过度紧张、焦虑及生活环境和经济状况较差的孕妇更易发生，提示了妊娠剧吐也可能与精神状态、社会因素有关。

---

* 电解质：主要指钠、钾、钙、镁等带电荷的离子。它们作用非常重要，能维持人体新陈代谢，保持器官正常功能。

怎么吃可以缓解恶心

1. 尽量避开那些让自己恶心的食物。不吐、不反胃的时候就多吃两口；食物选择以自己适应并喜爱的口味为主，不必纠结营养价值高低；注意卫生；不要急着逼自己吃东西。

2. 少量多餐，不空腹，不过饱，一日三餐改成一日六餐；尽量吃容易消化的食物，首选富含碳水化合物的干性食物，如馒头、面条、饼干等。还可以试试姜的味道明显的食物，譬如在日常煲汤时加入更多的姜片，或用嫩姜直接切片或丝来炒肉，还有姜汁蜂蜜水、姜糖等，也可以直接含一片姜片。

3. 维生素 B_6 可以缓解孕吐，每天 3 次，每次 10~20 毫克，有些孕吐严重的孕妈妈也可能存在维生素 B_6 缺乏。

4. 有意识地参与一些自己喜欢且健康的活动，比如插花、在家看电影、去公园遛弯都行。饭后散散步，防止胃液反流而刺激食道；白天进餐后，也不要立即卧床。

孕吐会影响宝宝发育吗

孕吐会给孕妈妈带来的困扰一个是身体上的难受，另一个是对于胎宝宝能不能获得足够营养的担心。

其实这时候的胎宝宝还很小，对多种营养素和能量的需求都很小。仅是正常孕吐的孕妈妈，不需要增加进食量，保持食物多样化，继续保持孕前程度的膳食平衡就行。

而早孕反应明显，尤其是孕吐强烈的孕妈妈，就不要太在意膳食平衡了。以"能吃下什么就吃什么"为总原则，随时随地，想吃什么就吃点什么。唯一要把握的底线，就是每天尽可能保证 130 克碳水化合物的摄入量，预防饥饿性酮症。

吃了就吐，还需要补吃叶酸吗

膳食烹饪时食物中的叶酸原本会有损失，孕吐更会直接降低膳食叶酸摄入量。所以，叶酸补充剂始终是补叶酸的主力军。如果刚吃了叶酸片，几分钟就吐出来，就需要补吃；如果服用了叶酸片 30 分钟以上才发生孕吐，就不用补服了。

孕吐功能食谱

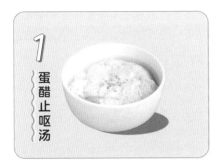

1 蛋醋止呕汤

🧺 **食材准备**

鸡蛋 2 个　白糖、米醋 适量

🥄 **做法**

1 将鸡蛋打入碗中，加白糖、米醋搅拌均匀。
2 烧锅入水，水开后倒入鸡蛋液，煮沸即可。

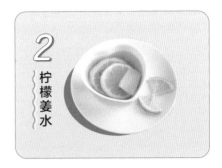

2 柠檬姜水

🧺 **食材准备**

柠檬 1 个　生姜 少许　蜂蜜 适量

🥄 **做法**

1 柠檬洗净切片备用。
2 生姜洗净去皮切片，用开水浸泡。
3 泡姜片的水放凉后加入柠檬片，调入适量蜂蜜即可。

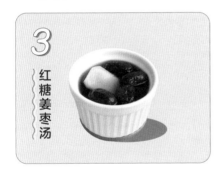

3 红糖姜枣汤

🧺 **食材准备**

红枣 10 颗　姜 10 克
红糖 适量

🥄 **做法**

1 红枣洗净，姜洗净去皮切片备用。
2 烧锅入水，将红枣、姜片一起下锅，小火煮 1 小时。
3 出锅前加适量红糖即可。

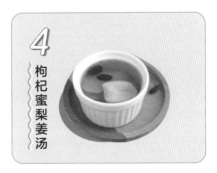

4 枸杞蜜梨姜汤

🧺 **食材准备**

梨 1 个　姜 10 克　枸杞子 少许
冰糖 适量

🥄 **做法**

1 梨洗净去皮切块，姜洗净去皮切块备用。
2 取砂锅，烧锅入水，放入姜块煮 5 分钟后，加入梨块一起煮。
3 水烧开后加入适量冰糖和枸杞，转小火煮 20 分钟即可。

第三节／开启真正的孕期饮食计划餐

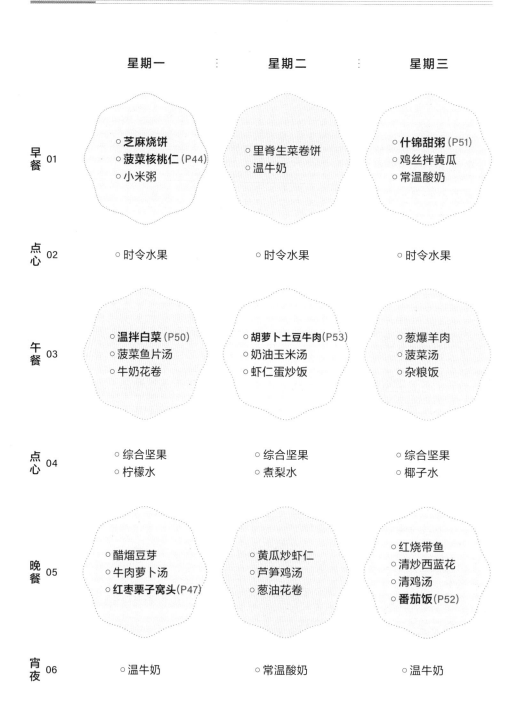

		星期一	星期二	星期三
早餐	01	○**芝麻烧饼** ○**菠菜核桃仁**(P44) ○小米粥	○里脊生菜卷饼 ○温牛奶	○**什锦甜粥**(P51) ○鸡丝拌黄瓜 ○常温酸奶
点心	02	○时令水果	○时令水果	○时令水果
午餐	03	○**温拌白菜**(P50) ○菠菜鱼片汤 ○牛奶花卷	○**胡萝卜土豆牛肉**(P53) ○奶油玉米汤 ○虾仁蛋炒饭	○葱爆羊肉 ○菠菜汤 ○杂粮饭
点心	04	○综合坚果 ○柠檬水	○综合坚果 ○煮梨水	○综合坚果 ○椰子水
晚餐	05	○醋熘豆芽 ○牛肉萝卜汤 ○**红枣栗子窝头**(P47)	○黄瓜炒虾仁 ○芦笋鸡汤 ○葱油花卷	○红烧带鱼 ○清炒西蓝花 ○清鸡汤 ○**番茄饭**(P52)
宵夜	06	○温牛奶	○常温酸奶	○温牛奶

一周营养食谱举例

星期四	星期五	星期六	星期日

○ **芋头香粥**(P46)
○ 卤牛肉
○ 西芹拌百合

○ 蛤蜊海鲜面
○ 玉米拌时蔬

○ **香菇肉末疙瘩汤**(P67)
○ 烫青菜

○ 牛奶麦片粥
○ 洋葱蛋饼
○ 玉米生菜沙拉

○ 时令水果

○ 时令水果

○ 时令水果

○ 时令水果

○ 鹌鹑蛋炖红烧肉
○ 姜丝萝卜汤
○ 扁豆焖面

○ **萝卜羊肉**(P49)
○ 紫菜豆腐汤
○ 圆白菜炒饼

○ 芦笋虾仁
○ **鸭架汤**(P100)
○ 二米饭

○ **宫保鸡丁**(P45)
○ 白灼芥蓝
○ 鸭肉冬瓜汤
○ 杂粮饭

○ 综合坚果
○ 番茄苹果榨汁

○ 综合坚果
○ 柚子香橙水

○ 综合坚果
○ 百香果水

○ 综合坚果
○ 蛋醋止呕汤

○ 藕片蒸肉
○ 糖醋白菜
○ 青菜鸡汤
○ 鸡蛋饼

○ 豆芽猪肝
○ 酸甜藕片
○ 鸡蛋汤面

○ **茼蒿拌鸡丝**(P50)
○ 海鱼豆腐汤
○ 杂粮饭

○ 清蒸蛤蜊
○ 时蔬百叶汤
○ 全麦馒头

○ 温牛奶

○ 常温酸奶

○ 温牛奶

○ 姜撞奶

菠菜核桃仁

🧺食材准备

菠菜 150 克

核桃仁 25 克

橄榄油、
米醋、盐 适量

芝麻 少许

🍴做法

1 菠菜洗净切段备用。

2 烧锅入水，将菠菜焯水后捞出放凉，核桃仁煮 5 分钟剥去黄皮。

3 将菠菜、核桃仁装盘，加入适量橄榄油、米醋、盐，拌匀，撒上芝麻即可。

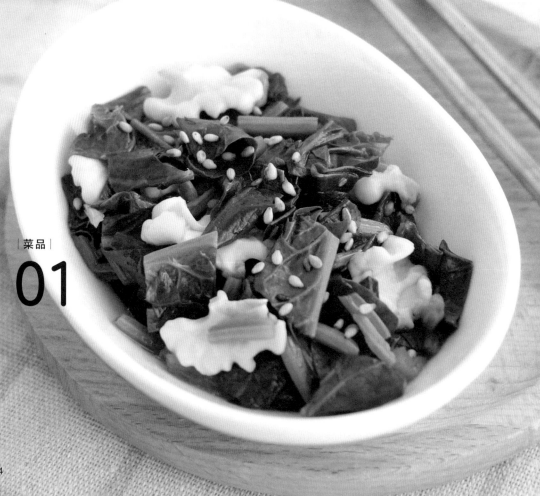

| 菜品 |
01

|菜品|
02

宫保鸡丁

👜食材准备

鸡胸肉 100克　　蛋清 1个　　辣椒、花生米、葱白段 少许

白糖、醋、酱油、淀粉、料酒、盐 适量

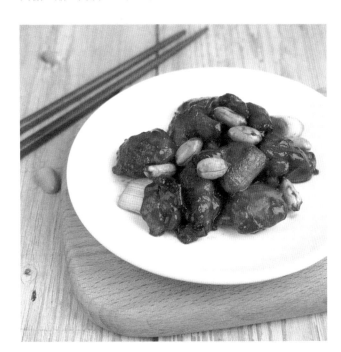

📍做法

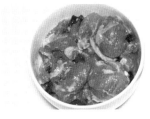

步骤｜1

鸡肉切丁加料酒、酱油、辣椒、蛋清抓匀腌制 20 分钟。

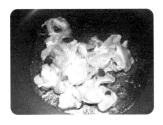

步骤｜2

烧锅入油，放入腌好的鸡丁翻炒至微焦。

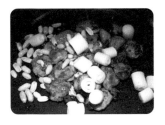

步骤｜3

加花生米、葱白段、盐翻炒均匀。

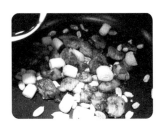

步骤｜4

调汁，酱油、料酒、淀粉各 1 勺，白糖、醋各 2 勺，淋入锅内翻炒均匀即可。

芋头香粥

🥬食材准备

芋头 40克   大米 30克   猪肉丁 50克   料酒、盐 适量

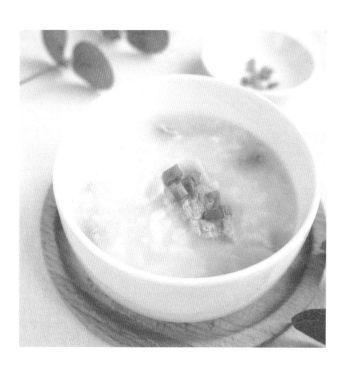

🥄做法

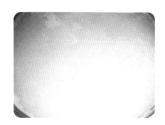

步骤 | 1

洗好的米倒入锅中，加300毫升水开火熬粥，芋头洗净去皮切小块备用。

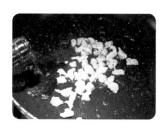

步骤 | 2

烧锅入油，放入猪肉丁，加适量料酒、盐翻炒熟，盛出备用。

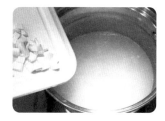

步骤 | 3

粥熬至8成熟时，依次放入芋头块和炒熟的猪肉丁继续熬至开锅即可。

红枣栗子窝头

🍲食材准备

玉米面 80 克

面粉 20 克

小苏打 1 克

红枣 20 克

熟板栗仁 20 克

白糖 适量

🥄做法

1　红枣去核切碎，熟板栗仁碾碎备用。

2　碗中加入红枣碎、熟板栗仁碎、玉米面、面粉、白糖、小苏打，加温水 50 毫升搅拌均匀。

3　所有原料混合后揉成面团，盖盖醒发 20 分钟。

4　醒好的面团分成等量小份，揉成小窝头形状。

5　冷水上锅，隔水醒 15 分钟后，用大火蒸 20 分钟后关火再焖 5 分钟即可。

|菜品|

04

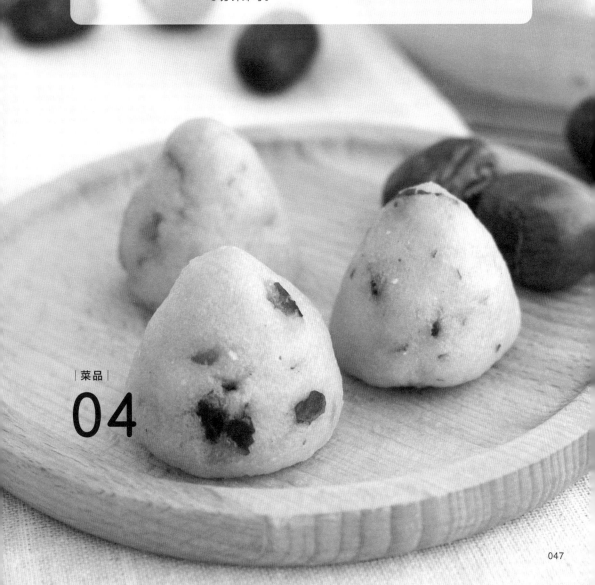

芝麻烧饼

🥣 食材准备

面粉 100 克

芝麻酱 20 克

酵母 1 克

泡打粉 2 克

山药 20 克

盐、油、生抽、芝麻 适量

🍴 做法

1 面粉和酵母、泡打粉混合，用温水和面，揉成光滑的面团，盖保鲜膜醒发 20 分钟。

2 山药去皮蒸熟压成泥，加入芝麻酱、盐和油调成馅料备用。

3 醒好的面团整个擀成厚的 0.5 厘米大的面片，涂馅料沿一边卷起，切成等大面剂后盖湿布醒发 15 分钟。

4 醒好的面剂两边收口中间向下，蘸一下生抽后再沾一层芝麻按平。

5 平底锅小火加热，不放油两面各烙 3 分钟取出。

6 烤箱上下火预热至 180°C，烤 10~15 分钟即可。

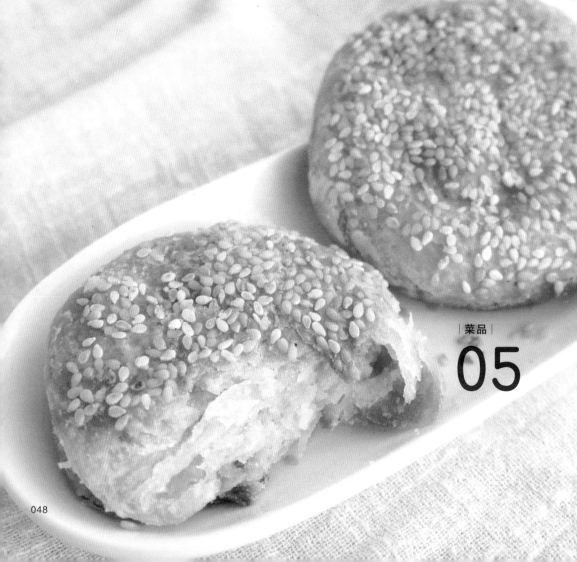

菜品

05

| 菜品 |
06

萝卜羊肉

🥘 食材准备

羊肉 60 克　　**白萝卜** 80 克　　**胡椒粉、盐** 适量
葱、姜、枸杞子 少许

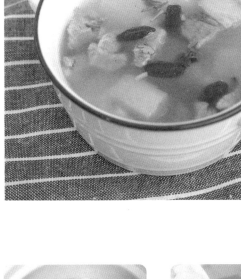

🥄 做法

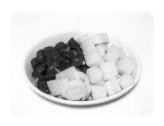

步骤 | 1

羊肉切小块，白萝卜洗净、去皮切块，葱切段，姜切片备用。

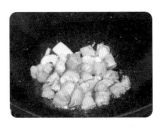

步骤 | 2

烧锅入油，葱姜爆香后放入羊肉翻炒。

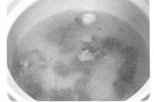

步骤 | 3

砂锅入水，放入炒好的羊肉、葱、姜，水开转小火炖制。

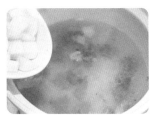

步骤 | 4

小火炖 1 小时后，放白萝卜、枸杞子继续炖 30 分钟，撒盐、胡椒粉即可。

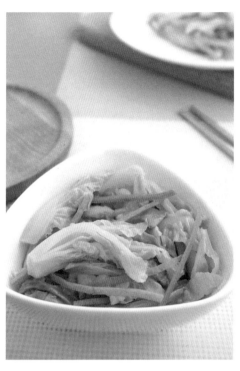

| 菜品 | 07 温拌白菜

🛒 食材准备

白菜 150克	**胡萝卜** 20克
鸡汤 200毫升	**盐** 适量

🍴 做法

1 白菜洗净切条，胡萝卜切丝备用。

2 烧锅加入鸡汤，将白菜胡萝卜下入鸡汤中，待水再次沸腾后捞出。

3 装入盘中撒适量盐调味即可。

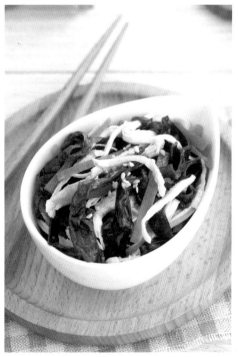

| 菜品 | 08 茼蒿拌鸡丝

🛒 食材准备

茼蒿 30克	**鸡胸肉** 50克
木耳 30克	**胡萝卜** 20克
姜片、白芝麻 少许	
料酒、香油、盐 适量	

🍴 做法

1 鸡胸肉加姜片、料酒腌制10分钟，焯熟、沥干、撕丝备用。

2 茼蒿洗净、切段，木耳洗净切丝，胡萝卜洗净、去皮切丝。按照易熟程度先后焯水。

3 所有食材倒入容器，加香油、盐拌匀，撒上芝麻即可。

什锦甜粥

食材准备

小米 100 克

大米 50 克

红糖 适量

绿豆、杏仁、红枣、
核桃仁、蔓越莓 少许

做法

1 绿豆提前泡水 2 小时备用。

2 电饭锅中加入除红糖外的所有食材，
放正常水量，按煮粥程序。

3 粥熬好后加红糖拌匀即可。

菜品

09

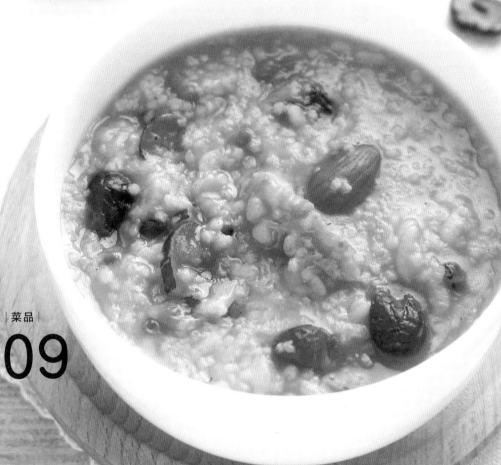

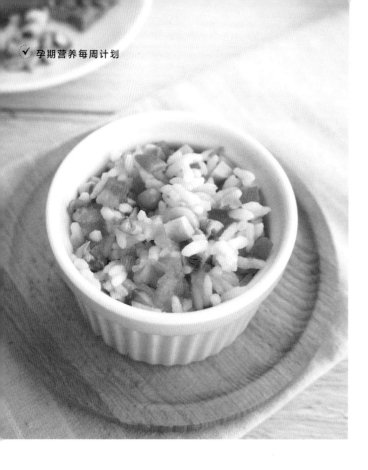

番茄饭

🧺 食材准备

番茄 60克

火腿 20克

胡萝卜 20克

豌豆 10克

香菇 2朵

大米 30克

香油、盐 适量

🍴 做法

1 番茄洗净去皮，胡萝卜洗净去皮切丁，香菇洗净切丁，火腿切丁备用。

2 大米淘洗干净后放入电饭锅中，番茄切十字刀放中间，其他配料摆好。

3 倒入比平时煮饭少的水量，开煮饭程序煮饭。

4 饭熟后，撒适量盐，倒入1勺香油，与其他食材一起搅拌均匀，加盖再焖10分钟即可。

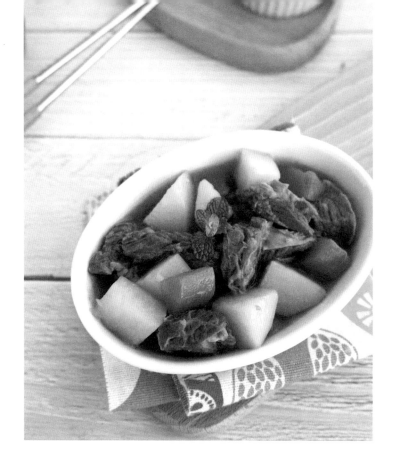

|菜品|

11

胡萝卜土豆牛肉

🧺 食材准备

牛肉 150 克

土豆 100 克

胡萝卜 50 克

八角、花椒、桂皮、香叶 少许

冰糖、料酒、生抽、姜粉、老抽、盐 适量

🍴 做法

1 土豆、胡萝卜洗净，去皮切块备用。

2 牛肉洗净、切块，冷水下锅焯10分钟，撇去浮沫捞出备用。

3 烧锅入油，放入冰糖熬化后，倒入牛肉、料酒、姜粉、老抽翻炒。

4 加热水，放入八角、花椒、桂皮、香叶，水开后加生抽、盐搅拌。

5 转高压锅，炖煮30分钟后，放土豆、胡萝卜继续煮至熟透即可。

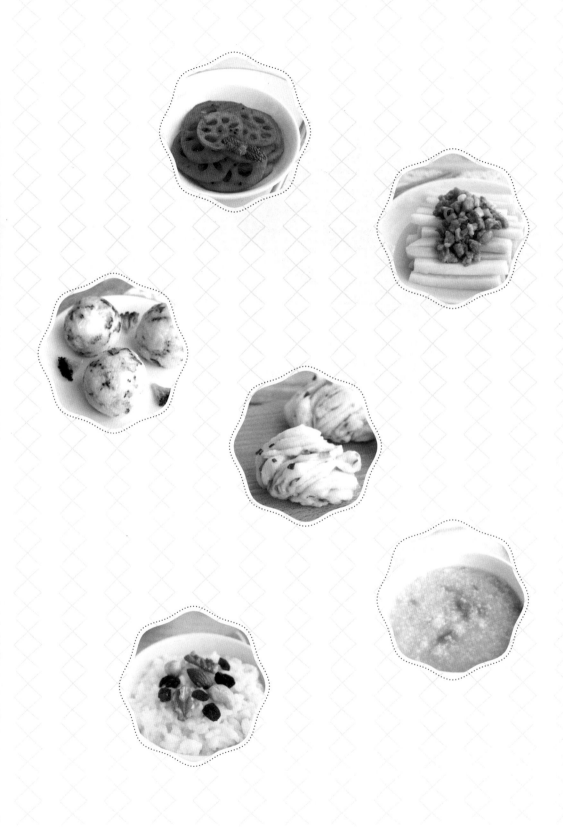

孕9~12周

第三章

第一节 / 身体的变化

孕 3 月仍然处于孕早期，胎宝宝各个器官系统处于分化的关键阶段，所以仍然对环境很敏感，孕妈妈尽量保证所处环境空气的安全，饮食也需保持健康。孕早期结束时，胎宝宝身体的各大器官系统的结构就基本建立好了，对环境的适应能力也会增强。

在孕 9 周左右，因为激素水平达到高峰，所以早孕反应可能最严重，之后早孕反应一般会有所减轻，甚至在 12 周末结束孕吐。所以再坚持一下，孕吐就会消失或大大减轻啦！

由于不断增大的子宫继续压迫前方的膀胱和后方的直肠，孕妈妈仍然可能有尿频和便秘的现象，所以日常饮食更要保证水和膳食纤维的摄入。

第二节 / 本月营养关键点

每天 130 克碳水化合物，是孕早期的营养底线

可提供 130 克碳水化合物的食物有：200 克左右的全麦粉；或者 170～180 克精制小麦粉或大米；或者大米 50 克、精制小麦粉 50 克、鲜玉米 100 克、薯类 150 克的食物组合，是满足 130 克碳水化合物的最低限的食物。

孕妈妈此时正处于早孕反应期，体重增加不明显。只要孕妈妈之前身体健康，没有特别缺乏某种营养素，保证了每天至少 130 克的碳水化合物摄入，那么体内储存的营养就足以满足胎宝宝这个时期的生长所需。

一般孕吐引起的体重波动（主要是轻微减重）不需看医生。但妊娠剧吐的孕妈妈，如果减重超过 5 千克，是不能满足胚胎发育所需营养和能量的，需要医生干预。

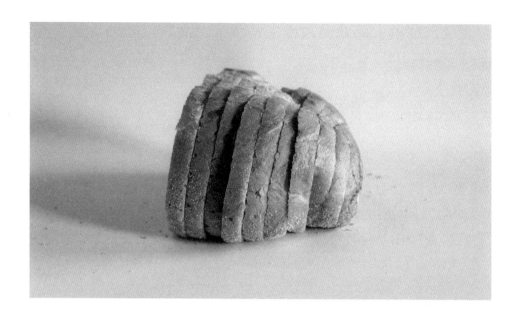

孕早期的零食包

01 | 碳水化合物类的食物

☑ 全麦面包、苏打饼干、酸奶涂层饼干、烤馒头片、各种糕点等。

02 | 缓解孕吐的零食

☑ 苹果干、无花果干、即食柠檬片、无添加话梅等。

03 | 酸奶

☑ 有缓解孕吐的效用，同时提供优质蛋白质和碳水化合物。选购时注意配料表越简单越好。同时建议孕早期，每天最好能喝上300克的奶。

看颜色选蔬菜，高效摄入维生素

孕期需要摄入综合维生素。蔬菜和水果作为重要的维生素提供者，如何选择能够高效直达目的呢？

《中国食物成分表》已经给出了答案。

1 深绿色蔬菜

深绿色蔬菜是具有多种维生素和钙镁等矿物质以及叶黄素的"宝藏"。

常见叶菜：
如菠菜、油菜、芥蓝、空心菜、木耳菜、芹菜、叶生菜、苋菜等；

深绿色十字花科菜：
如西蓝花、孢子生菜等；

绿色芽菜和苗菜：
如红薯芽、南瓜芽、豌豆芽、花椒芽、香椿芽、豆苗等。

2 红橙色蔬菜

红色或橙色蔬菜富含类胡萝卜素（包括但不限于番茄红素，β - 胡萝卜素、叶黄素、玉米黄素等）。

常见的红橙色蔬菜包括：番茄、胡萝卜、彩椒、南瓜、红苋菜等。

3 白色淀粉类蔬菜

淀粉类蔬菜可以代替一部分主食，提供更多选择的维生素、钾以及膳食纤维。

常见的白色淀粉类蔬菜包括：各种薯类、土豆、芋头、山药、莲藕等。

增加膳食纤维摄入，预防便秘

随着孕期的持续，很多孕妈妈往往会面临越来越严重的便秘。这和孕期体内激素水平的变化有关，也和子宫日渐膨大对腹腔脏器的压迫有关，还和身体日渐笨重带来的运动量被动减少有关。

改善和预防便秘，摄入足够的膳食纤维非常重要。多吃含膳食纤维丰富的食物，要从孕早期就做起。

除了各种蔬菜，水果也是很重要的膳食纤维来源。同时，完整的大块水果提供以维生素 C 为首的多种维生素。低糖的西柚、人参果、百香果、柚子、莲雾、芭乐等水果是优选，但血糖正常的健康孕妈妈，也可以适量地吃各种甜度的当季水果。

在孕早期，可以每天吃 200 ~ 400 克的水果，具体相当于两个网球大小的苹果的分量。

怀孕该选什么油

孕期选择食用油的原则就是多样化，尽可能地实现各种营养的均衡摄取。只要了解食用油的耐热性，知道它更适合热烹还是冷调，就可以自由均衡地选择并利用好日常用油。

首先，我们的食用油分为动物油和植物油。同样体积的动植物油提供的热量其实相差无几。

动物油主要包括：猪油、牛油、黄油。它们很香，但多含饱和脂肪酸，饱和脂肪酸摄入过多会带来心血管疾病等多种健康隐患，所以通常不作为长期烹饪用油。

植物油主要含不饱和脂肪酸，有降低心血管疾病风险的作用。所以我们日常烹饪用油的主要选择是植物油。

常用的植物油里，适合用于热烹（煎、炒、炸）的油是：精炼橄榄油、米糠油、芥花油、花生油、菜籽油。其中，花生油和菜籽油是我们日常生活中最常见的烹饪用油，价格实惠，也能满足孕期的饮食需求。

还有一些植物油，因为富含的多不饱和脂肪酸会在加热的过程中氧化，产生有害物质，所以不适合热烹，但适合低温烹饪或者凉拌，常用的包括：初榨橄榄油、玉米胚芽油、葵花籽油、大豆油、小麦胚芽油、芝麻油、葡萄籽油。

相对于这些常用的冷烹用油，亚麻籽油和核桃油作为冷烹油本身更完美，不过它们也有价格高、储存条件要求高的特点。

热烹冷调均可的油有我们不常用的茶籽油和牛油果油，缺点就是价格高，市面上不常见，且市售产品鱼龙混杂。

日常做饭最好各种植物油轮换着用。

第三节 / 孕早期第三个月的饮食计划

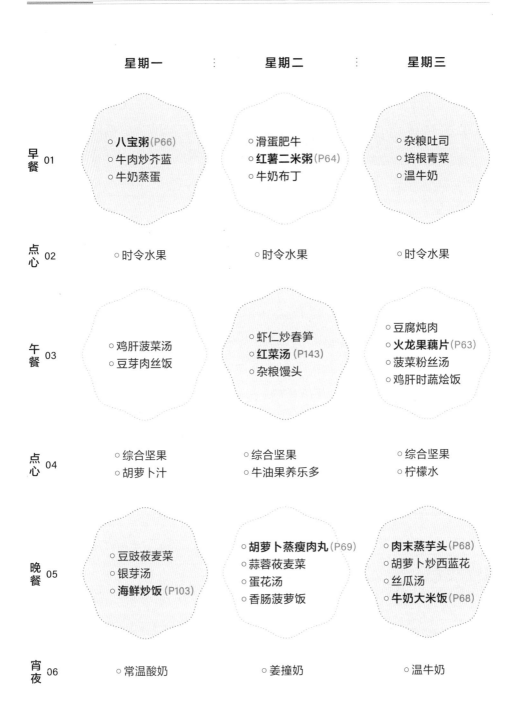

	星期一	星期二	星期三
早餐 01	○ **八宝粥**(P66) ○ 牛肉炒芥蓝 ○ 牛奶蒸蛋	○ 滑蛋肥牛 ○ **红薯二米粥**(P64) ○ 牛奶布丁	○ 杂粮吐司 ○ 培根青菜 ○ 温牛奶
点心 02	○ 时令水果	○ 时令水果	○ 时令水果
午餐 03	○ 鸡肝菠菜汤 ○ 豆芽肉丝饭	○ 虾仁炒春笋 ○ **红菜汤**(P143) ○ 杂粮馒头	○ 豆腐炖肉 ○ **火龙果藕片**(P63) ○ 菠菜粉丝汤 ○ 鸡肝时蔬烩饭
点心 04	○ 综合坚果 ○ 胡萝卜汁	○ 综合坚果 ○ 牛油果养乐多	○ 综合坚果 ○ 柠檬水
晚餐 05	○ 豆豉莜麦菜 ○ 银芽汤 ○ **海鲜炒饭**(P103)	○ **胡萝卜蒸瘦肉丸**(P69) ○ 蒜蓉莜麦菜 ○ 蛋花汤 ○ 香肠菠萝饭	○ **肉末蒸芋头**(P68) ○ 胡萝卜炒西蓝花 ○ 丝瓜汤 ○ **牛奶大米饭**(P68)
宵夜 06	○ 常温酸奶	○ 姜撞奶	○ 温牛奶

一周营养食谱举例

星期四	星期五	星期六	星期日

○ **番茄鸡蛋卷**(P154)
○ 核桃牛奶

○ 鸡蛋薄饼
○ 金针菇培根卷
○ 山药燕麦牛奶

○ **香菇肉末疙瘩汤**(P67)
○ **香椿苗拌黑豆腐丝**(P66)
○ 温牛奶

○ 海参粥
○ 牛肉芦笋卷
○ 温牛奶

○ 时令水果

○ 时令水果

○ 时令水果

○ 时令水果

○ 虾皮炒圆白菜
○ 黄鱼蛤蜊汤
○ **火腿花卷**(P65)

○ 西蓝花口蘑
○ 豆腐酱汤
○ 鳗鱼炒饭

○ 蚝油生菜
○ **羊杂蔬菜汤**(P67)
○ 家常饼

○ 鹌鹑蛋烧肉
○ 金枪鱼拌茼蒿
○ 番茄青菜汤
○ 香菇饭

○ 综合坚果
○ 百香果水

○ 综合坚果
○ 胡萝卜柠檬汁

○ 综合坚果
○ 姜煮梨水

○ 综合坚果
○ 西芹雪梨汁

○ 温拌杏鲍菇
○ 棒骨蔬菜汤
○ 金枪鱼饭团

○ 黄瓜木耳炒蛋
○ 番茄豆腐
○ 什锦汤面

○ 照烧鳗鱼
○ 蛤蜊海鲜汤
○ **西蓝花饭团**(P62)

○ 海米海带丝
○ 蛤蜊豆腐汤
○ 燕麦鸡丁饭

○ 燕麦牛奶

○ 常温酸奶

○ 温牛奶

○ 温牛奶

西蓝花饭团

🧺食材准备

熟米饭 100克　.**西蓝花** 50克　　**火腿肠** 15克
香油 20克

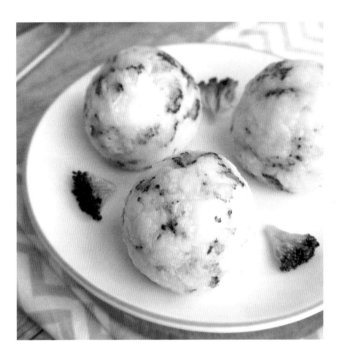

🍴做法

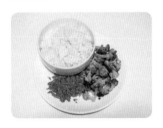 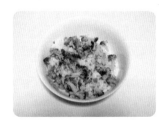 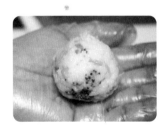

步骤|1

西蓝花去根洗净、焯熟、切碎备用，火腿肠切碎备用。

步骤|2

将熟米饭与西蓝花、火腿混合，搅拌均匀。

步骤|3

手上抹少许香油，取适量拌好的西蓝花饭揉成小饭团即可。

火龙果藕片

食材准备

藕 1 节

红心火龙果 1 个

蜂蜜 1 勺

做法

1 藕洗净去皮切成薄片。

2 火龙果去皮榨汁。

3 将藕片焯熟，放入火龙果汁中浸泡，淋上蜂蜜即可食用。

菜品

02

红薯二米粥

食材准备

红薯 40 克

大米 30 克

小米 30 克

做法

1 红薯洗净去皮，切小块备用。

2 大米和小米淘洗干净，烧锅入水熬制，加入水的量是米的 3～4 倍。

3 水开后，加入红薯块，中火熬至软烂即可。

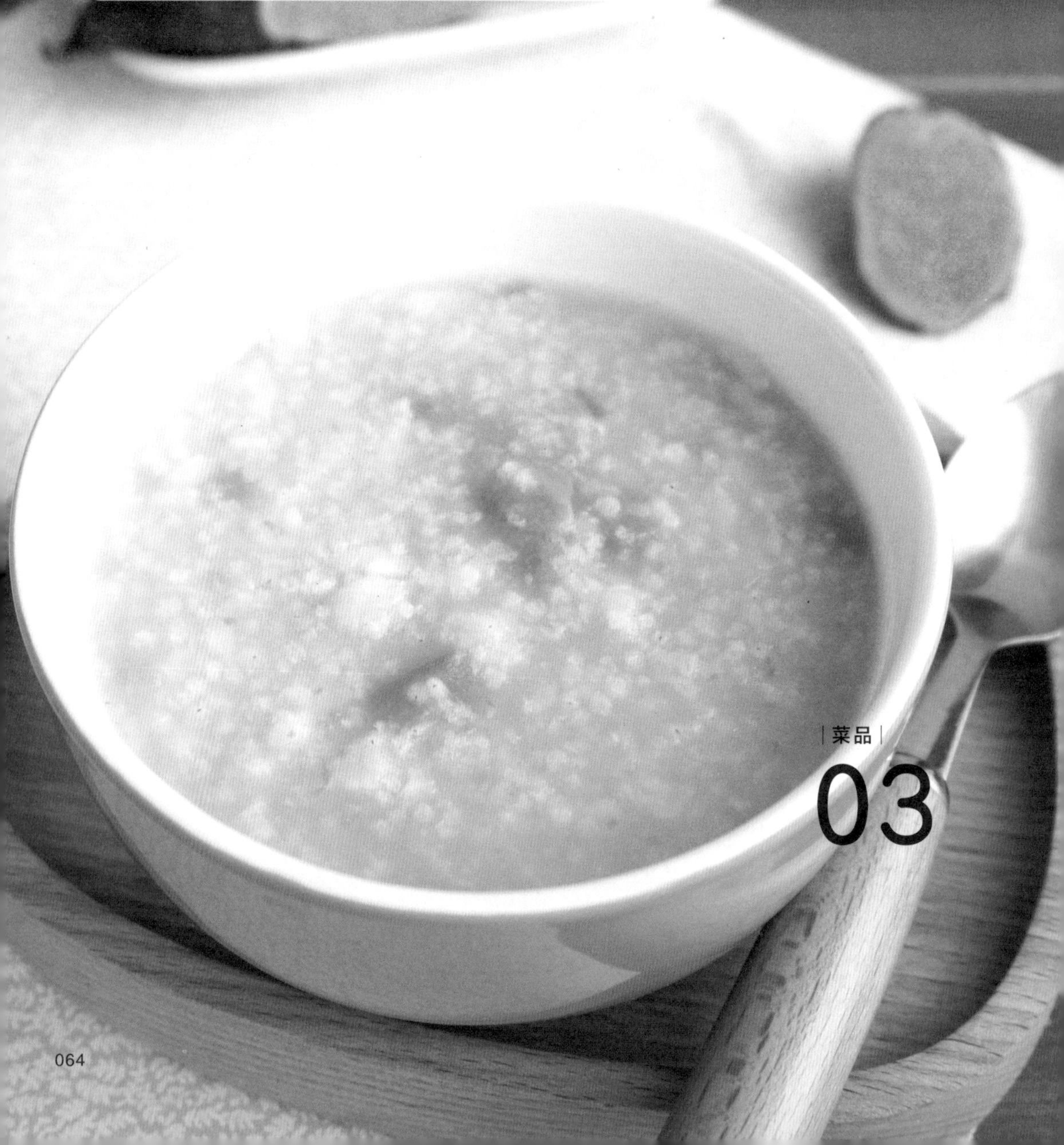

菜品

03

|菜品|
04

火腿花卷

🛒食材准备

面粉 100克　　**火腿粒** 20克　　**酵母** 1克　　**葱末** 少许
白糖 适量

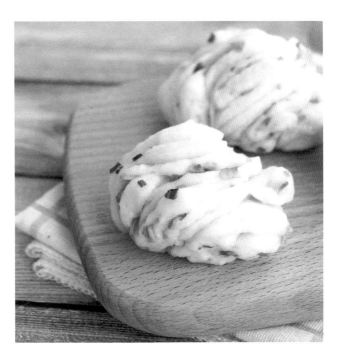

|做法

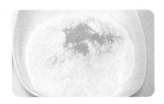

步骤|1

面粉中放入酵母、白糖，边加温水(150毫升左右)边用筷子搅拌成絮状。

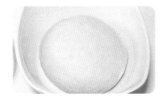

步骤|2

将面粉揉成光滑的面团，盖上盖子或保鲜膜，放在温度较高的地方发酵到两倍大。

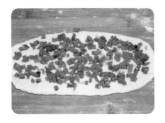

步骤|3

将发好的面揉搓排气，擀成椭圆饼，饼上刷油，撒火腿粒、葱末。

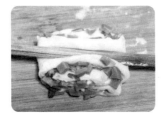

步骤|4

饼沿一边卷起，切成大小均匀的段，每两段叠压，在中间擀压。

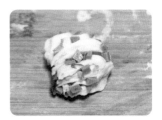

步骤|5

卷成花卷形状，上屉大火蒸20分钟，关火，盖上盖焖10分钟即可。

| 菜品 | 05　**八宝粥**

🍚 食材准备

大米 50克　　**红糖** 适量

紫米、红豆、核桃仁、花生仁、栗子、
大枣、桂圆肉 少许

🥄 做法

1 将大米、紫米、红豆、桂圆肉洗净，栗
　子洗净去壳备用。

2 所有材料加入适量的水放入电饭锅，开
　煮粥程序煮至软烂。

3 出锅后加入红糖拌匀即可。

| 菜品 | 06　**香椿苗拌黑豆腐丝**

🍚 食材准备

香椿苗 10克　　**黑豆腐丝** 50克

葱 少许　　香油、盐 适量

🥄 做法

1 香椿苗洗净，葱切丝备用。

2 豆腐丝中放入香椿苗、葱丝、香油、盐
　拌匀即可。

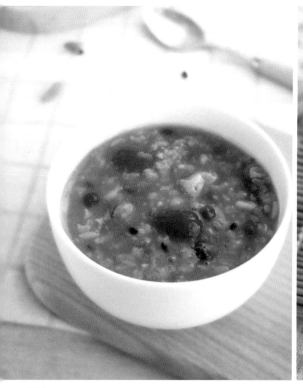

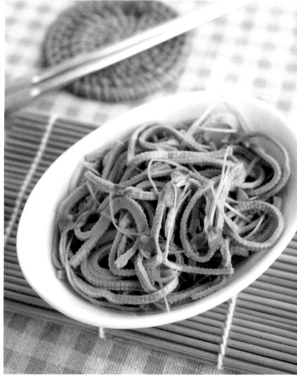

| 菜品 | 07 羊杂蔬菜汤

🍲 食材准备

熟羊杂 50 克 **菠菜** 100 克
葱花、姜丝 少许 **盐** 适量

🥄 做法

1 菠菜洗净、切段备用。

2 烧锅入水，加姜丝煮沸。

3 加入熟羊杂大火烧 2 分钟，转小火煮 3 分钟。

4 关火前加入菠菜、葱花、盐调味即可。

| 菜品 | 08 香菇肉末疙瘩汤

🍲 食材准备

面粉 60 克 **油菜** 2 棵 **香菇** 1 朵
肉末 20 克 **番茄** 50 克
生抽、高汤、盐 适量

🥄 做法

1 面粉中分多次加入少许水用筷子搅拌成面疙瘩。

2 香菇洗净切片，番茄洗净切丁，油菜洗净备用。

3 烧锅入油，肉末煸炒变色后放入番茄丁、香菇片翻炒，加少许生抽炝锅。

4 锅中加入适量高汤，烧开后倒入面疙瘩，边倒边搅拌以免粘连。

5 再次开锅后放入油菜烫熟，加盐搅拌均匀即可。

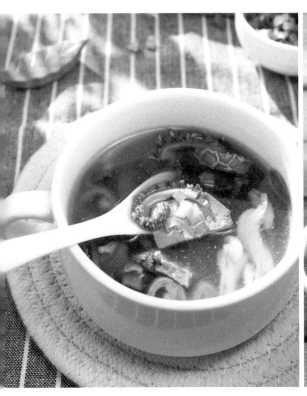

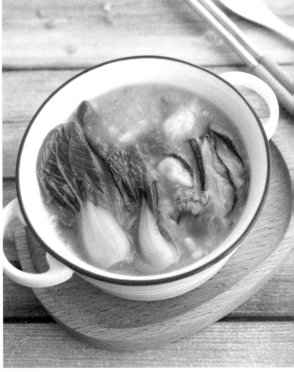

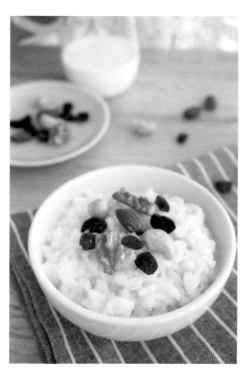

| 菜品 | 09 **牛奶大米饭**

食材准备

牛奶 150毫升   **大米** 50克
干果 少许

做法

1 大米淘洗干净，倒入电饭锅，加入牛奶及适量水至正常煮饭水位。

2 开煮饭程序，出锅后撒上干果即可。

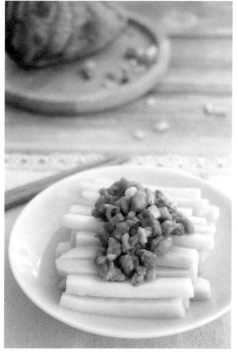

| 菜品 | 10 **肉末蒸芋头**

食材准备

猪肉 50克   **芋头** 80克
生抽、白胡椒粉、盐、葱花 适量

做法

1 将猪肉剁成肉末，加盐、生抽、白胡椒粉搅拌备用。

2 芋头去皮洗净切条，码齐，入锅蒸熟。

3 炒锅入油，放肉末炒熟后浇到蒸熟的芋头上，撒上葱花即可。

胡萝卜蒸瘦肉丸

食材准备

胡萝卜 60 克

瘦肉馅 50 克

豌豆 10 克

虾皮粉、盐 适量

做法

1 将胡萝卜洗净、去皮切片备用。

2 瘦肉馅加盐、虾皮粉，搅拌均匀备用。

3 将适量肉馅放在胡萝卜片上，上面点缀一颗豌豆，大火蒸 10 分钟即可。

菜品

11

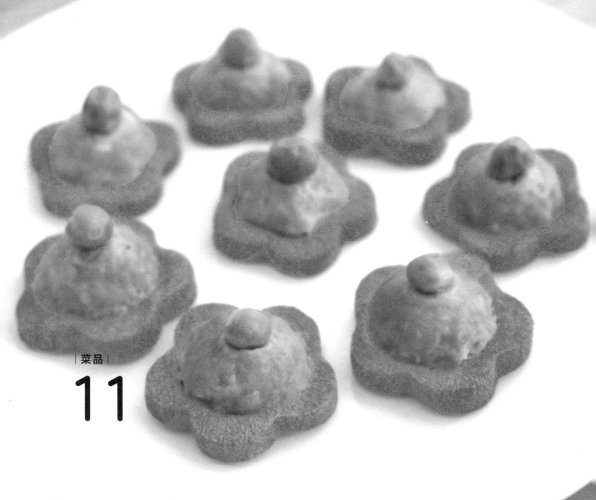

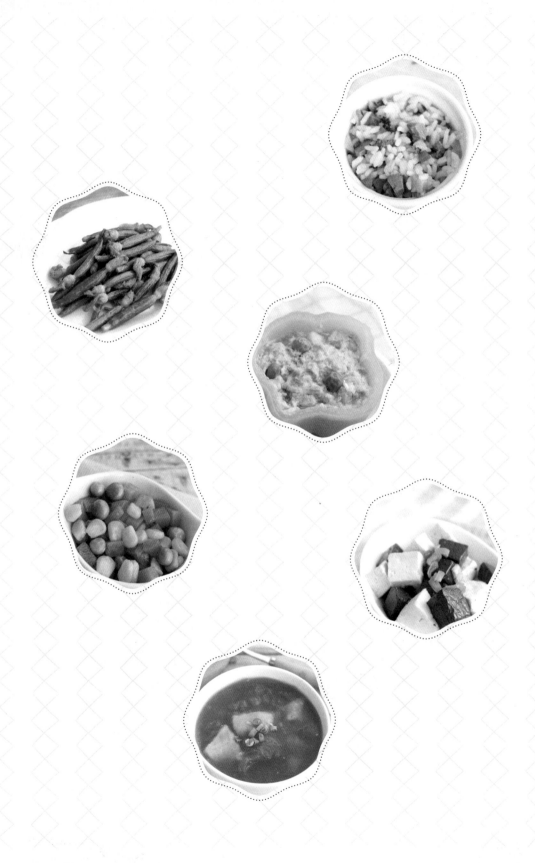

孕13～16周

第四章

第一节 / 身体的变化

美妙的孕中期如约而至，胎宝宝的状态更加稳定，现在已经能分辨是男宝宝还是女宝宝啦！

发生流产的概率也大大降低，同时因为激素水平的下降，绝大多数孕妈妈的孕吐有了很大的缓解，甚至消失。虽然子宫又长大了一些，但是因为子宫开始从盆腔进入腹腔，尿频反而减轻了。

本月继续遵循膳食宝塔（第2页）中的营养搭配原则，继续坚持少量多餐。每天食物总体摄入量要比孕早期稍多一些，我们会把这些增量设计在后面的"一周营养食谱举例"中，请放心按图索骥。

第二节 / 本月营养关键点

满足胎宝宝生长需求，及时做好铁储备

为什么孕中期宝宝对铁的需求量增加

来到孕中期，胎宝宝生长的需求，孕妈妈本身血容量的增加，都需要铁的支持。这时候，如果不能够从食物中得到足够的铁，孕妈妈可能出现不同程度的贫血（缺铁性贫血是妊娠期最常见的贫血，约占妊娠期贫血的95%）。

孕妈妈贫血给宝宝带来的影响：

1〉增加早产儿和低体重儿出生的风险；

2〉新生儿体内的铁储备不足，在6个月添加辅食前有发生贫血的可能。

贫血给孕妈妈自身带来的影响：

1〉降低消化吸收能力，使胎宝宝和妈妈都不能获得足够的营养；

2〉抵抗力下降，甚而影响到胚胎的发育；

3〉产后恢复慢，体力和精力不够。

所以，一旦发现贫血，需要尽快纠正。

如何发现自己是否贫血

常规孕检的血常规数据会准确告知是否贫血。

看血常规数据中的血红蛋白含量，女性 110~150 克 / 升是属于正常范围。如果低于这个范围就属于贫血。女性 90~110 克 / 升属于轻度贫血；60~90 克 / 升属于中度贫血；60 克 / 升以下属于重度贫血。

轻度贫血或铁缺乏（接近贫血诊断临界值）往往不易察觉，在日常生活中仅仅表现为轻微疲倦，眼睑发白，指甲甲床不够红润，嘴唇不够红润。所以要关注血常规数据，及时听取医生建议。

范围	女性血红蛋白含量
✓ 正常	110~150 克 / 升
○ 轻度贫血	90~110 克 / 升
○ 中度贫血	60~90 克 / 升
○ 重度贫血	60 克 / 升以下

如何从日常饮食中摄入足够的铁

孕妈妈无论目前是否缺铁，都需要从日常饮食中补充铁，增加铁储备。孕中期和孕晚期每天铁的推荐摄入量为 24 毫克和 29 毫克。动物血、肝脏和红肉是含铁丰富的食物，孕中晚期每天摄入 50~100 克的红肉；每周保持吃 1~2 次动物血和肝脏，每次 20~50 克。需注意，动物血和肝脏要选购自正规厂家。

而缺铁性贫血的孕妈妈除了多吃含铁丰富的食物，往往还需要在医生指导下补充铁剂。铁剂最好在餐后服用，便于和食物一起被消化。或随橙汁、橘汁一起服用，也可以跟维生素 C 一起口服，有利于铁的吸收。

铁剂的补充有可能会带来恶心呕吐的情况，还有过量补充的风险。有研究发现不规律的补充方式可能更适合孕妈妈。所以，务必在医生指导下补充铁剂。

◎ 含铁丰富的食物排行榜

1

动物内脏

深红色的肝脏、心脏、肾脏等都富含血红素铁，可以高效为人体所利用。

2

红肉类

猪、牛、羊、驴等畜类和鹌鹑、鸽子等禽类的红色瘦肉，优选颜色更红的部分。

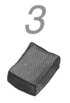

3

动物血

最优的选择是鸭血，其铁含量标准接近红肉和动物内脏了。

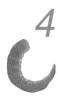

4 水产类

丁香鱼干和海米（干虾仁）之类的水产品含有丰富的铁。

5 红糖、红枣

单就补铁这一件事来说，它们提供不了什么帮助，但可以提供
一些微量元素并帮助消化。

鱼肉和畜禽肉类可以互相替代吗

同样重量的鱼类和畜禽类食物相比，提供的优质蛋白含量相差无几，但鱼
类所含脂肪和热量明显少于禽畜类。因此，孕妈妈体重增长较多时，每餐需要
平衡搭配鱼类和畜禽类食物，食用畜禽的精瘦肉部分，尽量剔除皮和肥肉，以
减少禽畜肉类脂肪的过多摄入。而没有体重增长过速困扰的孕妈妈，尽可以按
照自己的口味和喜好选择肉类随意搭配。

孕妈妈每周食用 2~3 次鱼类，以补充对胎儿大脑和视网膜发育有重要作用
的 DHA。鱼类中的 DHA 有利于降低炎症反应，降低宝宝出生后的过敏风险。
适合孕妈妈的鱼类，包括草鱼、鲫鱼、黑鱼、鲈鱼等淡水鱼；也包括一些处于
食物链比较底层的海洋鱼类（体内汞含量低），比如常见的鲅鱼、黄鱼、鲈鱼、
三文鱼、沙丁鱼等。

促进皮肤健康，预防妊娠纹

一些孕妈妈的脐下、耻骨、大腿内侧等部位，会在怀孕 4 个月之后开始陆续出现妊娠纹。妊娠纹的出现主要与孕妈妈个人的皮肤情况有关。

补充维生素 C 有一定的预防缓解妊娠纹作用，它能增加细胞膜的通透性和皮肤的新陈代谢功能，从而淡化减轻妊娠纹。深绿色蔬菜有比较高的维生素 C 含量，比如：青椒、西蓝花，以及各种绿叶蔬菜；常见水果中的冬枣、猕猴桃、草莓、木瓜、荔枝等，都是维生素 C 含量的佼佼者。

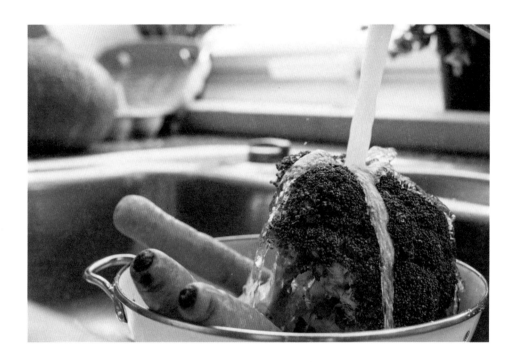

孕中期的零食包

　　孕中期胃口的恢复，意味着一日三餐的正餐能够保障蛋白质、碳水化合物、脂肪这三大主要营养素的足量摄入。那么，孕妈妈在选择零食的时候就可以在照顾自己口味的同时选择一些正餐中较少机会提供的营养。

01 | **益生菌** ☑　　　　　无糖或低糖的益生菌饮料，简单配方酸奶 *。

02 | **多不饱和脂肪酸** ☑　葵瓜子、花生等各种无盐油料种子。

03 | **膳食纤维** ☑　　　　全麦饼干、全麦面包（注意配料表中的全麦比例）;红薯干、秋葵干、香菇干、蔬果干、草莓干等无盐蔬果干。

04 | **综合维生素** ☑　　　核桃、杏仁、开心果等各种无盐坚果。

05 | **多种矿物质** ☑　　　不添加盐的海苔，低盐鱼肉干、鱼骨干。

---

* 简单配方酸奶：仅仅以奶和益生菌为主体的酸奶，其他任何添加越少越好。但这种酸奶往往不好喝，可以考虑添加低糖水果或低糖果酱调味。

第三节／胃口恢复期的饮食计划

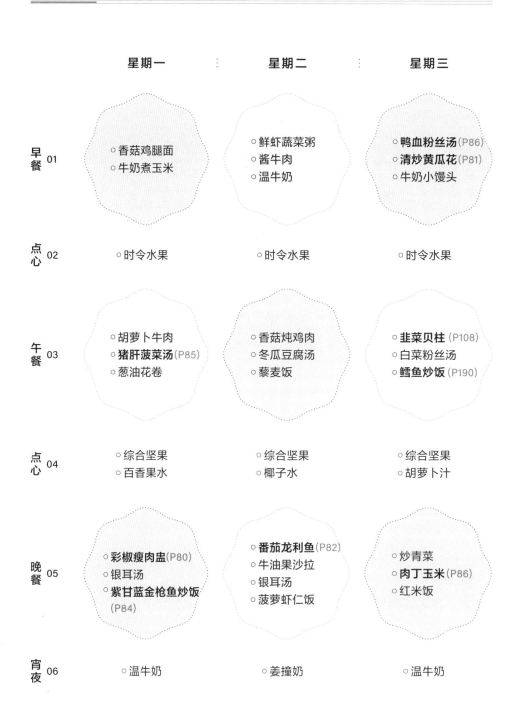

	星期一	星期二	星期三
早餐 01	○香菇鸡腿面 ○牛奶煮玉米	○鲜虾蔬菜粥 ○酱牛肉 ○温牛奶	○鸭血粉丝汤(P86) ○清炒黄瓜花(P81) ○牛奶小馒头
点心 02	○时令水果	○时令水果	○时令水果
午餐 03	○胡萝卜牛肉 ○猪肝菠菜汤(P85) ○葱油花卷	○香菇炖鸡肉 ○冬瓜豆腐汤 ○藜麦饭	○韭菜贝柱 (P108) ○白菜粉丝汤 ○鳕鱼炒饭 (P190)
点心 04	○综合坚果 ○百香果水	○综合坚果 ○椰子水	○综合坚果 ○胡萝卜汁
晚餐 05	○彩椒瘦肉盅(P80) ○银耳汤 ○紫甘蓝金枪鱼炒饭 (P84)	○番茄龙利鱼(P82) ○牛油果沙拉 ○银耳汤 ○菠萝虾仁饭	○炒青菜 ○肉丁玉米(P86) ○红米饭
宵夜 06	○温牛奶	○姜撞奶	○温牛奶

一周营养食谱举例

	星期四	星期五	星期六	星期日

星期四
- ○ 八宝粥 (P66)
- ○ 虾仁西葫芦
- ○ 牛奶小花卷

星期五
- ○ 奶酪火腿三明治
- ○ 虾仁时蔬沙拉
- ○ 紫菜汤

星期六
- ○ 鸡蛋灌饼
- ○ 芹菜拌花生
- ○ 温牛奶

星期日
- ○ 牛肉蔬菜粥
- ○ 黄油煮玉米
- ○ 温牛奶

○ 时令水果　○ 时令水果　○ 时令水果　○ 时令水果

星期四
- ○ 红烧黄花鱼 (P83)
- ○ 空心菜汤
- ○ 土豆饭

星期五
- ○ 番茄圆白菜
- ○ 萝卜羊肉汤
- ○ 杂粮饭

星期六
- ○ 清炒西葫芦
- ○ 冬瓜丸子汤
- ○ 鸡肝时蔬饭 (P85)

星期日
- ○ 红白豆腐 (P84)
- ○ 紫菜汤
- ○ 鱼头泡饼

○ 综合坚果　○ 综合坚果　○ 综合坚果　○ 综合坚果
○ 番茄汁　○ 热柠檬水　○ 鲜奶淡红茶煮水　○ 红枣水

星期四
- ○ 木耳拌时蔬
- ○ 糖醋藕丁 (P102)
- ○ 冬瓜丸子汤
- ○ 二米饭

星期五
- ○ 白灼芦笋
- ○ 蘑菇味噌汤
- ○ 牛肉蒸饺

星期六
- ○ 糖醋带鱼
- ○ 虾滑青菜汤 (P136)
- ○ 奶香玉米饼 (P87)

星期日
- ○ 黄瓜拌海蜇
- ○ 上汤娃娃菜
- ○ 海鲜面

○ 常温酸奶　○ 草莓牛奶 (P34)　○ 温牛奶　○ 常温酸奶

彩椒瘦肉盅

🍲食材准备

彩椒 1 个　　瘦猪肉馅 50 克　　胡萝卜碎、马蹄碎 20 克

玉米粒、豌豆 少许　　盐 适量

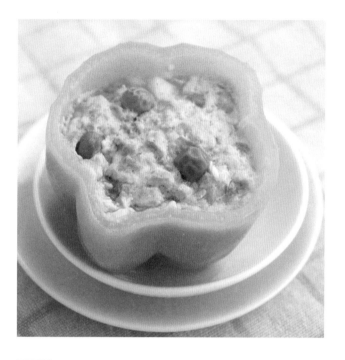

▮做法

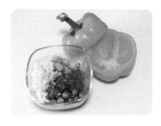

步骤|1

彩椒洗净,切两半,挖空备用,瘦猪肉馅加盐、胡萝卜碎等拌匀备用。

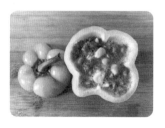

步骤|2

调好的馅料填入彩椒,馅料不宜过满。

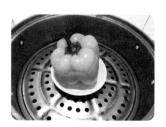

步骤|3

盖上彩椒盖,放入小盘中,上汽蒸 15 分钟即可。

清炒黄瓜花

🍲食材准备

黄瓜花 150 克

蒜末 少许

盐 适量

做法

1 黄瓜花洗净、沥干备用。

2 烧锅入油，倒入蒜末炒香后，放黄瓜花翻炒至稍微变色，加盐翻炒均匀即可。

|菜品|
02

番茄龙利鱼

🧺 食材准备

龙利鱼 80克
番茄 60克
姜 1片
番茄酱 适量
盐 适量

🍴 做法

1 龙利鱼洗净切块，番茄洗净，去皮切块备用。

2 烧锅入水，放姜片将龙利鱼焯熟。

3 烧锅入油，放入番茄炒至出汁，加入龙利鱼继续翻炒。

4 锅内加开水、1勺番茄酱、适量盐，煮至汤汁浓稠关火即可。

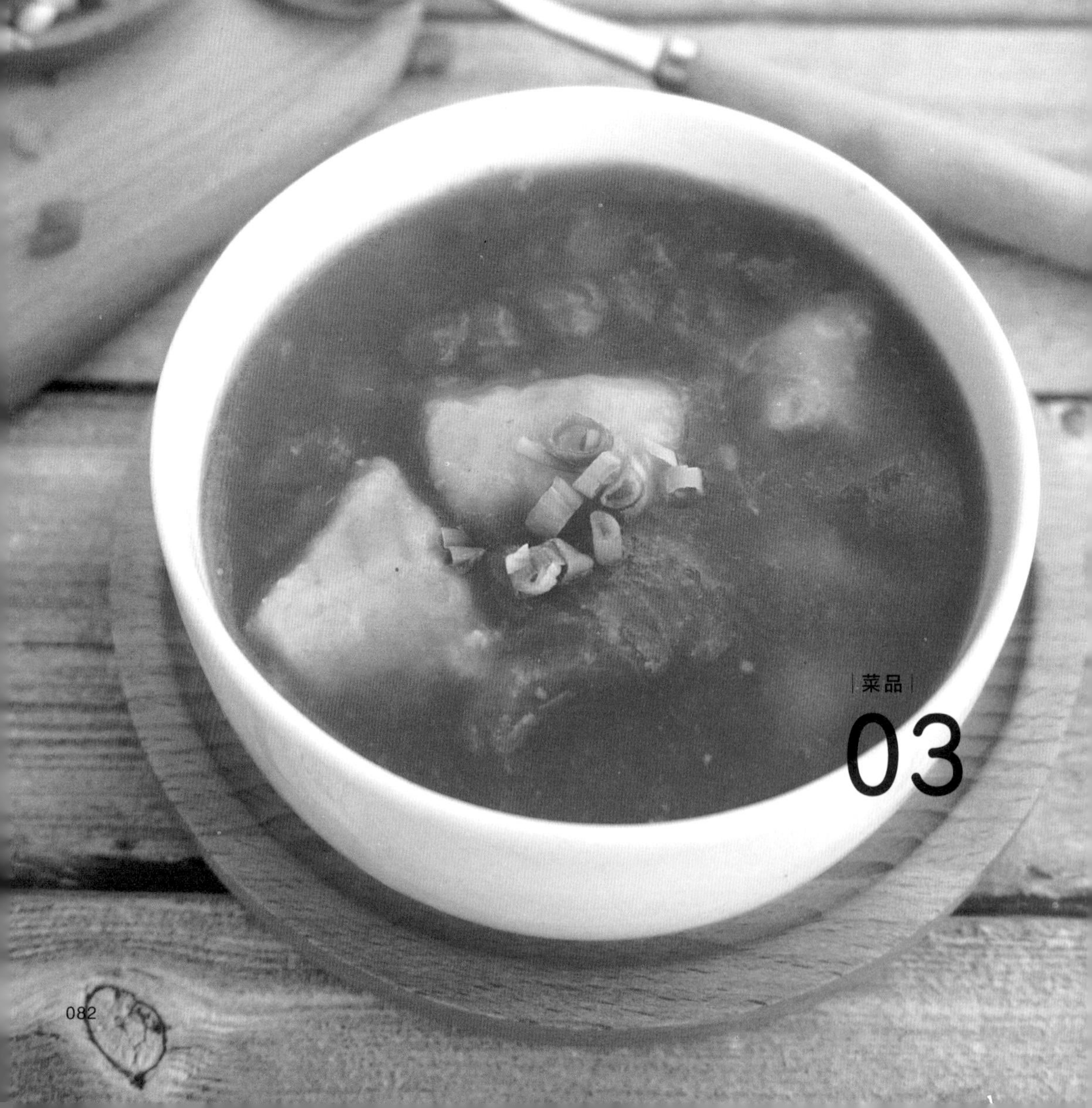

菜品
03

|菜品|
04

红烧黄花鱼

🥣食材准备

黄花鱼 100克　　葱段、姜丝、蒜瓣、大料 少许
生抽、老抽、白糖、醋、盐 适量

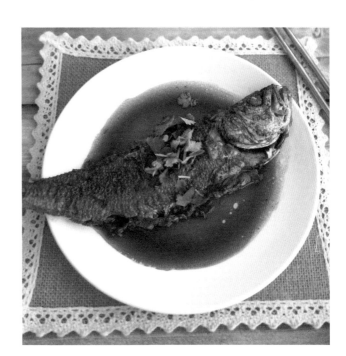

🍴做法

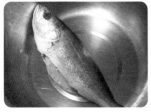

步骤｜1

黄花鱼去鳞、内脏洗净备用。

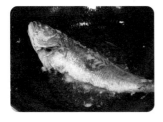

步骤｜2

烧锅入油，放入黄花鱼炸至两面金黄捞出。

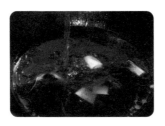

步骤｜3

锅中留底油，放入葱段、姜丝、蒜瓣、大料爆香后，加老抽、水熬制。

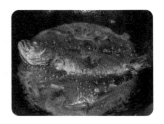

步骤｜4

水烧开后放入煎好的黄花鱼，加糖、醋、盐、生抽调味，大火收汁后即可。

菜品 05 红白豆腐

🍲 食材准备

北豆腐 50克　　血豆腐 50克
葱、姜 少许　　盐 适量

🍴 做法

1 北豆腐、血豆腐洗净，切小块，焯烫备用。

2 烧锅入油，放葱、姜爆香，放入两种豆腐翻炒至七八成熟。

3 锅内倒入清水，盖盖焖熟后放入适量盐翻炒均匀即可。

菜品 06 紫甘蓝金枪鱼炒饭

🍲 食材准备

紫甘蓝 1片　　熟米饭 100克
罐头水浸金枪鱼 50克
小葱 少许　　盐 适量

🍴 做法

1 紫甘蓝洗净切碎，小葱切末备用。

2 烧锅入油，油热后放入紫甘蓝炒匀。

3 加入熟米饭、水浸金枪鱼肉、小葱、盐翻炒均匀即可。

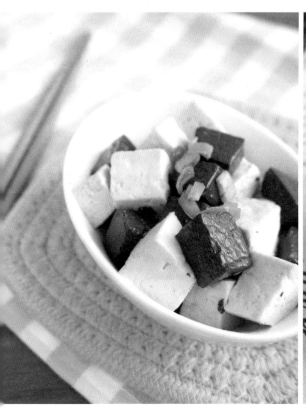

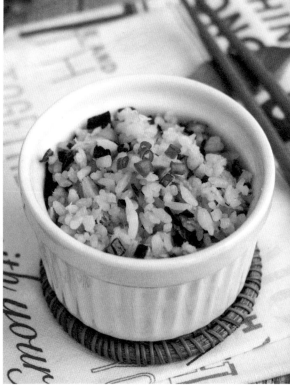

菜品 | 07　猪肝菠菜汤

食材准备

菠菜 60 克　　猪肝 50 克
姜片 少许　　盐 适量

做法

1 猪肝洗净，在清水里浸泡1小时，切薄片，加入姜片、盐拌匀备用。

2 菠菜洗净、切段，过水焯一下。

3 烧锅入水，水开后放入猪肝。

4 猪肝煮至变色，加入菠菜，再煮3分钟加少许盐调味即可。

菜品 | 08　鸡肝时蔬饭

食材准备

鸡肝 30 克　　熟米饭 100 克
西蓝花 20 克　　胡萝卜 10 克
盐 适量

做法

1 将鸡肝在清水中冲洗干净，在沸水中焯至变色，切丁备用。

2 将西蓝花洗净、切丁，胡萝卜洗净、去皮切丁备用。

3 烧锅入油，放入胡萝卜、西蓝花翻炒片刻后，放入熟米饭翻炒。

4 加鸡肝、盐翻炒均匀即可。

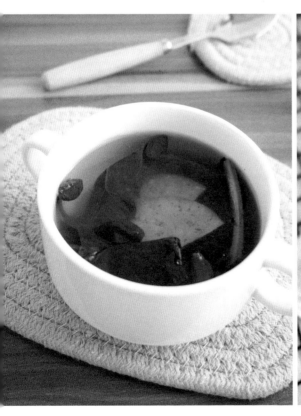

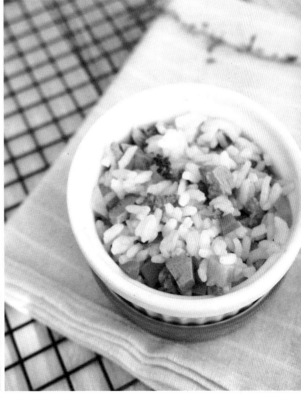

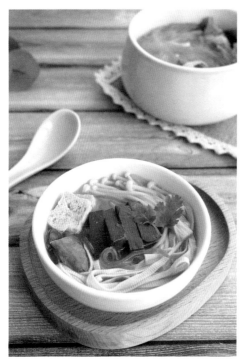

| 菜品 | 09 鸭血粉丝汤

🛒 食材准备

鸭血 50克   **豆腐泡** 5克

粉丝、金针菇、豆腐丝 10克

鸭肝 40克   **葱花、姜丝** 少许

生抽、盐、白胡椒粉 适量

🍴 做法

1 鸭血洗净切小块,豆腐泡洗净,切两半;金针菇洗净备用。

2 烧锅入水,加适量盐,将鸭血、鸭肝焯水。

3 烧锅入油,葱、姜爆香后加水,水开后放鸭血、鸭肝、豆腐泡、豆腐丝。

4 再次烧开后转小火煮5分钟,放入粉丝、金针菇、生抽、盐、白胡椒粉,煮熟即可。

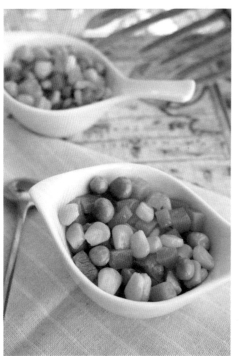

| 菜品 | 10 肉丁玉米

🛒 食材准备

瘦肉 50克   **盐** 适量

胡萝卜、豌豆、玉米粒 30克

🍴 做法

1 瘦肉、胡萝卜切丁,豌豆、玉米粒焯水断生备用。

2 烧锅入油,肉丁炒熟后加入胡萝卜丁继续翻炒。

3 加豌豆、玉米粒、盐翻炒均匀即可。

奶香玉米饼

🍴食材准备

小麦面粉 60 克

玉米粉 30 克

鸡蛋 1 个

牛奶 100 毫升

玉米粒 少许

白糖 适量

🍴做法

1 混合小麦面粉和玉米粉，加鸡蛋、牛奶搅拌至无颗粒的面糊。

2 面糊放入白糖、玉米粒搅拌均匀备用。

3 电饼铛预热后刷油，舀入面糊，选择合适的程序，出锅即可。

菜品

11

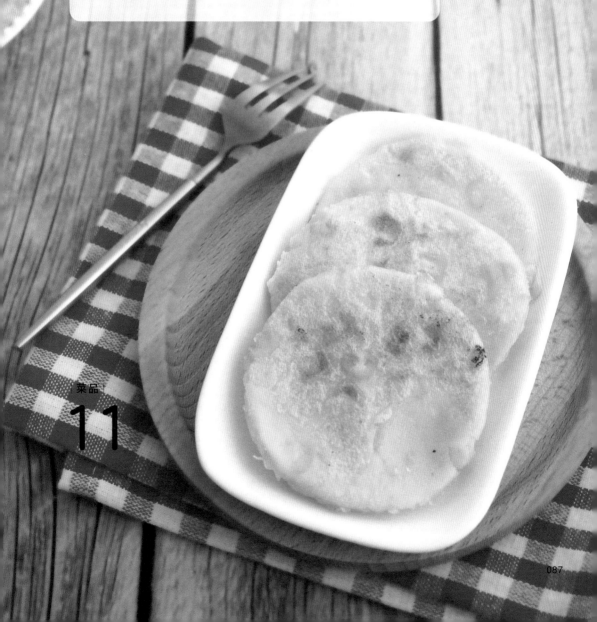

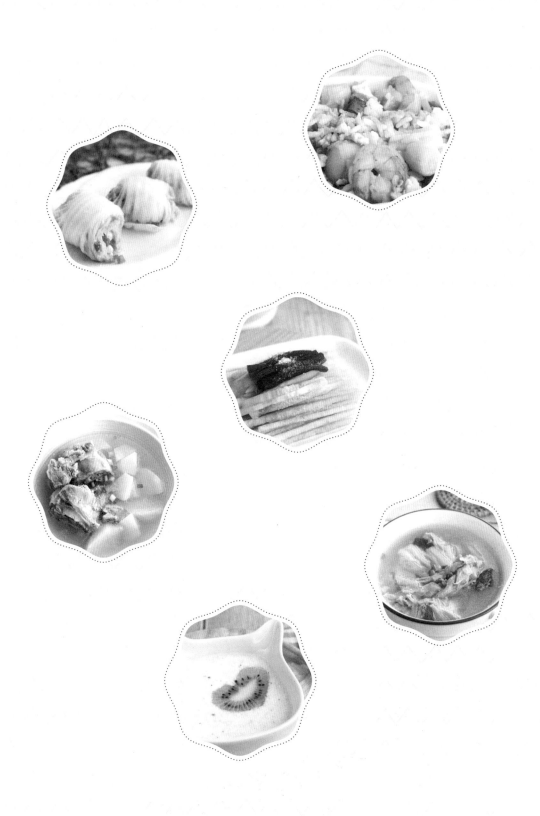

孕17~20周

第五章

第一节／身体的变化

进入孕 5 月，子宫的增大带来的腹部隆起变得日渐明显起来，但还没有给腹部器官带来太多的压迫感。大部分的孕妈妈感觉身体还比较自如，这个月，是整个孕期中相对轻松的阶段。

胎儿的发育进入稳定期，对周围的事物开始有所感应，并且在试着活动他的小胳膊小腿儿，或腾挪身体了。

这个月要开始重视体重的控制。如何控制？

主要有两个方面：一是饮食摄入，在控制总量的前提下保证营养均衡；二是配合适宜的运动。

第二节／本月营养关键点

控制体重

孕中期孕妈妈体重增长的程度直接反映孕妈妈的营养状况，关系到胎儿的出生体重以及妊娠并发症等孕期健康问题。为了避免胎儿出生体重过重，确保孕期健康，从孕中期起要控制体重的增长速度，体重增长保持在适宜的范围，配合每天 30 分钟以上的中等强度的身体活动 。

体重增长过少的孕妈妈，应在孕前膳食的基础上，增加牛奶、奶制品等食物，增加肉类食物，以满足胎宝宝对蛋白质、维生素 A、钙、铁等营养素和能量的需要。

孕期适宜体重增长值及增长速率

随着孕妈妈胃口的恢复，孕中期很多孕妈妈的体重在迅速增长。孕妈妈需要坚持每周测量一次体重，根据自己的体重增长速率调整能量摄入量和身体活动水平，合理控制体重。

孕前 BMI（千克 / 米²）	低体重 BMI<18.5	正常体重 18.5≤BMI<24.0	超重 24.0≤BMI<28.0	肥胖 BMI≥28.0
总增重范围（千克）	11.0～16.0	8.0～14.0	7.0～11.0	5.0～9.0
妊娠早期增重范围（千克）	0～2.0ᵃ	0～2.0	0～2.0	0～2.0
妊娠中晚期每周体重增长值均值及范围（千克）	0.46（0.37～0.56）ᵇ	0.37（0.26～0.48）	0.30（0.22～0.37）	0.22（0.15～0.30）

a 表示孕早期增重 0～2 千克；b 括号内数据为推荐范围。
资料来源：中国营养学会团体标准《中国妇女妊娠期体重监测与评价》（T/CNSS009-2021）。

吃动平衡是控制孕期体重增长的关键。一直保持中等强度活动量的孕妈妈，孕中期每天能量摄入比孕前增加 300 千卡，达到 2300 千卡；孕晚期每天能量摄入比孕前增加 450 千卡，达到 2450 千卡。如果孕中期保持轻体力活动量的孕妈妈，在孕前每天能量摄入 1800 千卡的基础上增加 300 千卡，达到 2100 千卡；孕晚期每天能量摄入比孕前增加 450 千卡，达到 2250 千卡。孕妈妈需要根据每天的活动量来确定能量摄入量，所以身体可接受的中等强度活动量是产科医生所鼓励的。

通过膳食指导、运动量规划、体重监测，可以有效管理孕期体重增长，帮助孕妈妈实现孕期体重的适宜增长。

三餐的能量分布，建议早餐 25%～30%，午餐 35%～40%，晚餐 30%～35%。

能量换算数值举例：

一日菜谱能量值换算

早餐	点心	午餐	点心	晚餐
◦白菜鸡肉卷 ◦烤鳕鱼	◦芒果汁	◦火爆腰花 ◦虾仁娃娃菜 ◦白菜蛋花粥	◦开心果 ◦冬枣	◦芹菜小炒肉 ◦番茄鱿鱼 ◦荷叶糯米饭

早餐	食物能量（100 克可食用部分）	食物能量值
白菜鸡肉卷 白菜 100 克 鸡肉 200 克	白菜：20 千卡 鸡肉：145 千卡	100÷100×20+200÷100×145 =310 千卡
烤鳕鱼 鳕鱼 100 克	烤鳕鱼：96 千卡	100÷100×96=96 千卡
		共计 406 千卡
点心	**食物能量（100 克可食用部分）**	**食物能量值**
芒果汁 芒果 250 克	芒果：35 千卡	250÷100×35=87.5 千卡
		共计 87.5 千卡
午餐	**食物能量（100 克可食用部分）**	**食物能量值**
火爆腰花 腰花 200 克 菜籽油 5 克	腰花：82 千卡 菜籽油：899 千卡	200÷100×82+5÷100×899 =208.95 千卡
虾仁娃娃菜 虾仁 200 克 娃娃菜 100 克 菜籽油 5 克	虾仁：199 千卡 娃娃菜：13 千卡 菜籽油：899 千卡	200÷100×199+100÷100×13 +5÷100×899=455.95 千卡

续表

午餐	食物能量（100 克可食用部分）	食物能量值
白菜蛋花粥 白菜 50 克 大米 50 克 鸡蛋 50 克	白菜：20 千卡 鸡蛋：139 千卡 大米：347 千卡	50÷100×20+50÷100×139 +50÷100×347=253 千卡
		共计 917.9 千卡

点心	食物能量（100 克可食部分）	食物能量值
开心果 开心果 30 克	开心果：631 千卡	30÷100×631=189.3 千卡
冬枣 冬枣 50 克	冬枣：113 千卡	50÷100×113=56.5 千卡
		共计 245.8 千卡

晚餐	食物能量（100 克可食部分）	食物能量值
芹菜小炒肉 芹菜 100 克 瘦猪肉 100 克 菜籽油 5 克	芹菜：22 千卡 瘦猪肉：331 千卡 菜籽油：899 千卡	100÷100×22+100÷100×331 +5÷100×899=397.95 千卡
番茄鱿鱼 番茄 50 克 鱿鱼 100 克 菜籽油 5 克	番茄：22 千卡 鱿鱼：84 千卡 菜籽油：899 千卡	50÷100×22+100÷100×84 +5÷100×899=139.95 千卡
荷叶糯米饭 糯米 50 克	糯米：350 千卡	50÷100×350=175 千卡
		共计 712.9 千卡
全天共计 2370.1 千卡		

注：1. 能量值 = 食物重量 ÷100× 食物能量含量。

2. 本表能量数据来自《中国食物成分表标准版（第 6 版）》。

以上举例的一日菜谱所提供能量，其在三餐分布及当天总能量摄入，均符合《中国居民膳食指南》对孕中期中体力活动量的孕妈妈的日能量摄入标准。孕妈妈可以参考对比，做到心中有数。不过大部分的孕妈妈其实并不需要这样准确的带量食谱，只需要在孕中晚期分别按量确认一两次，之后参照制作就可以了。

因为各种原因对能量摄入有严格要求的孕妈妈也可以前往综合医院营养科咨询医师，订制适宜自己的带量食谱。

孕妈妈的运动规划

每天 30 分钟左右中等强度的运动或身体活动，是孕妈妈需要的。

运动形式以自己习惯的运动为好。如果想尝试新的运动形式，可以从韵律操、健步走、孕妇瑜伽、游泳开始练习。

日常做家务也是一种方便有效的运动形式。注意不要攀高爬低、拎重物和勉强抬手高处够物就好。

孕中期饮食每日摄入量

根据中国孕期妇女膳食平衡宝塔，孕中期膳食应尽可能包括以下各类食品并保证一定的数量，为分娩和哺乳储备体能和营养。

1. 谷薯类每天 200~250 克，其中全谷物和杂豆 75~100 克。谷类是能量的主要来源，并提供蛋白质及 B 族维生素。

2. 大豆每天 20 克，或者坚果每天 10 克，提供植物来源的优质蛋白质、丰富的矿物质和不饱和脂肪酸。

3. 鱼禽蛋肉类每天 150~200 克，其中畜禽类瘦肉 50~75 克、鱼虾类 50~75 克、蛋类 50 克，每周 1~2 次动物血或肝脏。以保证优质蛋白质、矿物质和维生素的供应，食用动物肝脏、血以增加血红素铁的摄入。

4. 奶类每天 300~500 克，补充优质蛋白质和钙。若喝鲜奶出现腹胀、腹泻等情况有可能是乳糖不耐受，不妨改喝酸奶。

5. 蔬菜类每天 400~500 克，每周至少一次海藻类蔬菜，补充 DHA 及碘、锌等微量元素。水果类每天 200~300 克，保证矿物质、维生素和膳食纤维的供应。

6. 烹调植物油每天 25 克，加碘食盐不超过 5 克，糖适量。

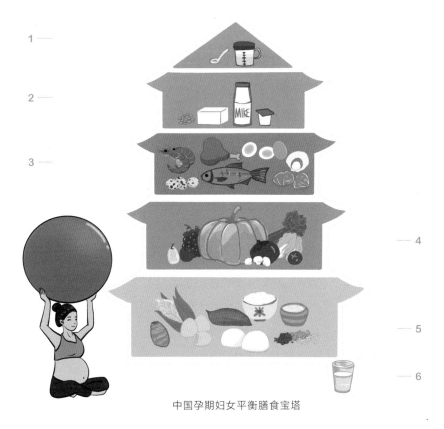

中国孕期妇女平衡膳食宝塔

		孕中期	孕晚期
1	加碘食盐	5克	5克
	油	25克	25克
2	奶类	300~500克	300~500克
	大豆 / 坚果	20/10克	20/10克
3	鱼禽蛋肉类	150~200克	175~225克
	瘦畜禽肉	50~75克	50~75克
		每周至 1~2 次动物血或畜禽肝脏	
	鱼虾类	50~75克	75~100克
	蛋类	50克	50克

		孕中期	孕晚期
4	蔬菜类	400~500克	400~500克
		每周至少一次海藻类	
	水果类	200~300克	200~350克
5	谷类	200~250克	225~275克
	—全谷物和杂豆	75~100 克	75~125克
	薯类	75克	75克
		每天必须至少摄取含 130 克碳水化合物的食物	
6	水	1700毫升	1700毫升

保证碘的供应

《中国居民膳食指南（2022）》建议，孕期每日对碘的摄入量需要增加 110 微克。为满足孕期对碘的需要，每周摄入 1~2 次含碘丰富的海产品，如海带、紫菜、贻贝（淡菜）等。可提供 110 微克碘的常见食物有：裙带菜（干品，0.7 克）、紫菜（干品，2.5 克）、贝类（30 克）、海带（鲜品或水发品，100 克）。

适度遵从自己的饮食渴望

怀孕的时候，尤其在孕中期，如果忍不住想吃巧克力蛋糕、冰激凌、芝士、薯条……可以来一小份满足一下自己。偶尔为之不用负疚。

还有，不要让自己处于饥饿状态，就不会对高热量低营养的食物有太强的渴望。做个分餐计划，每天吃 5~6 次，把热量消耗分散在几顿加餐和健康的零食上，每 2~3 小时吃一次，保持精力充沛、新陈代谢活跃和血糖稳定。

小叮咛

中意"酸"味食物，可以吗？

☑ 01 可以根据食欲适量吃的

① 天然的酸味食物
柠檬，青梅，酸角，无添加的蜜饯果子。

② 短时间轻微发酵的低盐食物
如泡菜。

☒ 02 不可以吃

长时间腌制的食物
如酸豆角、酸萝卜、酸青菜等。

◎ 自制低碳水低热量甜品

狝猴桃低脂绵绵冰

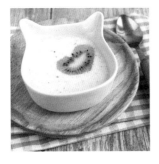

🥣 食材准备

狝猴桃 2 个	**牛奶** 1 袋
低脂原味酸奶 100 克	**柠檬** 半个
玉米淀粉 15 克	**蜂蜜** 适量

🥄 做法

1 奶锅倒入牛奶，加蜂蜜、淀粉熬至黏稠后，放凉备用。

2 狝猴桃去皮切碎，放入搅拌机，加酸奶、蜂蜜、柠檬汁一起搅拌。

3 搅拌好的食材倒入放凉的牛奶糊中搅拌均匀后，倒入容器在冰箱冷藏 4 小时即可。

蔓越莓酥

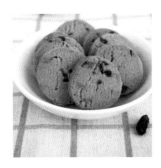

🥣 食材准备

蔓越莓干 30 克	**低筋面粉** 100 克	**香草油** 1 滴
蛋黄 1 个	**黄糖** 25 克	**盐** 1 克
葡萄籽油 30 毫升	**蜂蜜** 15 毫升	

🥄 做法

1 取葡萄籽油、蜂蜜和黄糖混合，打发至黄糖融化后，加蛋黄、香草油继续搅拌均匀。

2 面粉过筛后，倒入搅拌好的蛋液，加盐轻轻搅拌均匀至松酥状态，撒蔓越莓干拌匀。

3 在模具底铺油纸，倒入调好的食材按压平整，烤箱预热170℃，烘烤 20 分钟即可。

香豆曲奇

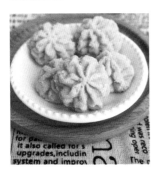

🥣 食材准备

白芸豆粉 100 克	**杏仁粉** 10 克	**玉米淀粉** 10 克
葡萄籽油 30 毫升	**香草油** 1 滴	**蜂蜜** 35 克
蛋黄 1 个		

🥄 做法

1 白芸豆粉与葡萄籽油、蛋黄、香草油混合搅拌均匀后，加入杏仁粉、玉米淀粉、蜂蜜继续搅拌。

2 烤盘铺油纸，将搅拌好的食材取适量到裱花袋，挤出大小相同的面糊。

3 烤箱预热170℃，烘烤 8～10 分钟即可。

第三节／放松不放纵的饮食计划

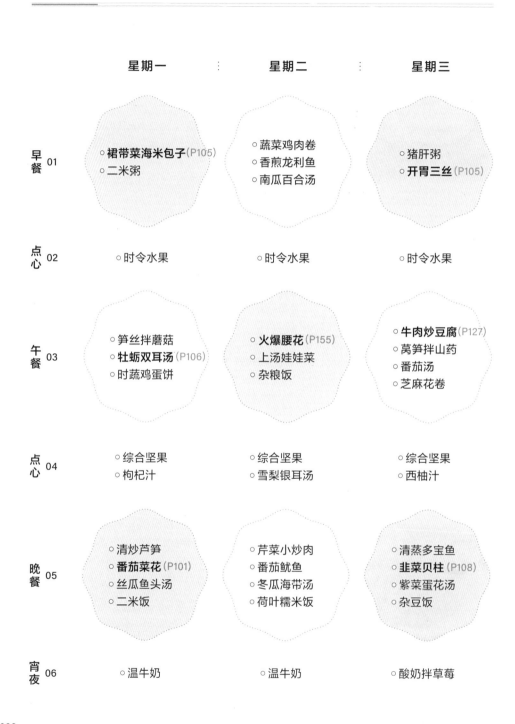

		星期一	星期二	星期三
早餐	01	○ **裙带菜海米包子**(P105) ○ 二米粥	○ 蔬菜鸡肉卷 ○ 香煎龙利鱼 ○ 南瓜百合汤	○ 猪肝粥 ○ **开胃三丝**(P105)
点心	02	○ 时令水果	○ 时令水果	○ 时令水果
午餐	03	○ 笋丝拌蘑菇 ○ **牡蛎双耳汤**(P106) ○ 时蔬鸡蛋饼	○ **火爆腰花**(P155) ○ 上汤娃娃菜 ○ 杂粮饭	○ **牛肉炒豆腐**(P127) ○ 莴笋拌山药 ○ 番茄汤 ○ 芝麻花卷
点心	04	○ 综合坚果 ○ 枸杞汁	○ 综合坚果 ○ 雪梨银耳汤	○ 综合坚果 ○ 西柚汁
晚餐	05	○ 清炒芦笋 ○ **番茄菜花**(P101) ○ 丝瓜鱼头汤 ○ 二米饭	○ 芹菜小炒肉 ○ 番茄鱿鱼 ○ 冬瓜海带汤 ○ 荷叶糯米饭	○ 清蒸多宝鱼 ○ **韭菜贝柱**(P108) ○ 紫菜蛋花汤 ○ 杂豆饭
宵夜	06	○ 温牛奶	○ 温牛奶	○ 酸奶拌草莓

一周营养食谱举例

星期四	星期五	星期六	星期日
◦鲜肉馄饨 ◦素什锦	◦芝麻粥 ◦肉末蒸蛋羹	◦**牡蛎干贝蛋羹**(P126) ◦高汤阳春面	◦**枣发糕**(P171) ◦菠菜鸡肉粥
◦时令水果	◦时令水果	◦时令水果	◦时令水果
◦**蜂蜜鸡胸肉**(P108) ◦**白菜豆腐卷**(P109) ◦**羊杂蔬菜汤**(P67) ◦红豆小米饭	◦松子鸡丁 ◦**红白豆腐**(P84) ◦海米白菜汤 ◦芋头饭	◦番茄肥牛 ◦时蔬肉丝汤 ◦**海鲜炒饭**(P103)	◦红烧排骨 ◦**糖醋藕丁**(P102) ◦香菇疙瘩汤 ◦小花卷
◦综合坚果 ◦芹菜梨汁	◦综合坚果 ◦红枣桂圆水	◦综合坚果 ◦胡萝卜汁	◦综合坚果 ◦红枣银耳羹
◦五彩虾仁 ◦芝麻圆白菜 ◦番茄青菜汤 ◦**菠萝鸭肉炒饭**(P107)	◦五香鲤鱼 ◦柠檬藕片 ◦上汤菜心 ◦小馒头	◦肉炒冬笋 ◦西蓝花虾仁 ◦**鸭架汤**(P100) ◦南瓜糕	◦**糖醋鲤鱼**(P160) ◦香煎芦笋 ◦**棒骨萝卜汤**(P104) ◦红薯糙米饭
◦温牛奶	◦常温酸奶	◦温牛奶	◦常温酸奶

鸭架汤

食材准备

鸭架 100克

白菜 40克

姜粉、香油、
盐 适量

做法

1 白菜洗净切段备用。

2 烧锅入水，水开后放入鸭架、姜粉，大火烧开后转中小火煮 30 分钟。

3 加白菜再煮 10 分钟，放入适量盐、香油调味即可。

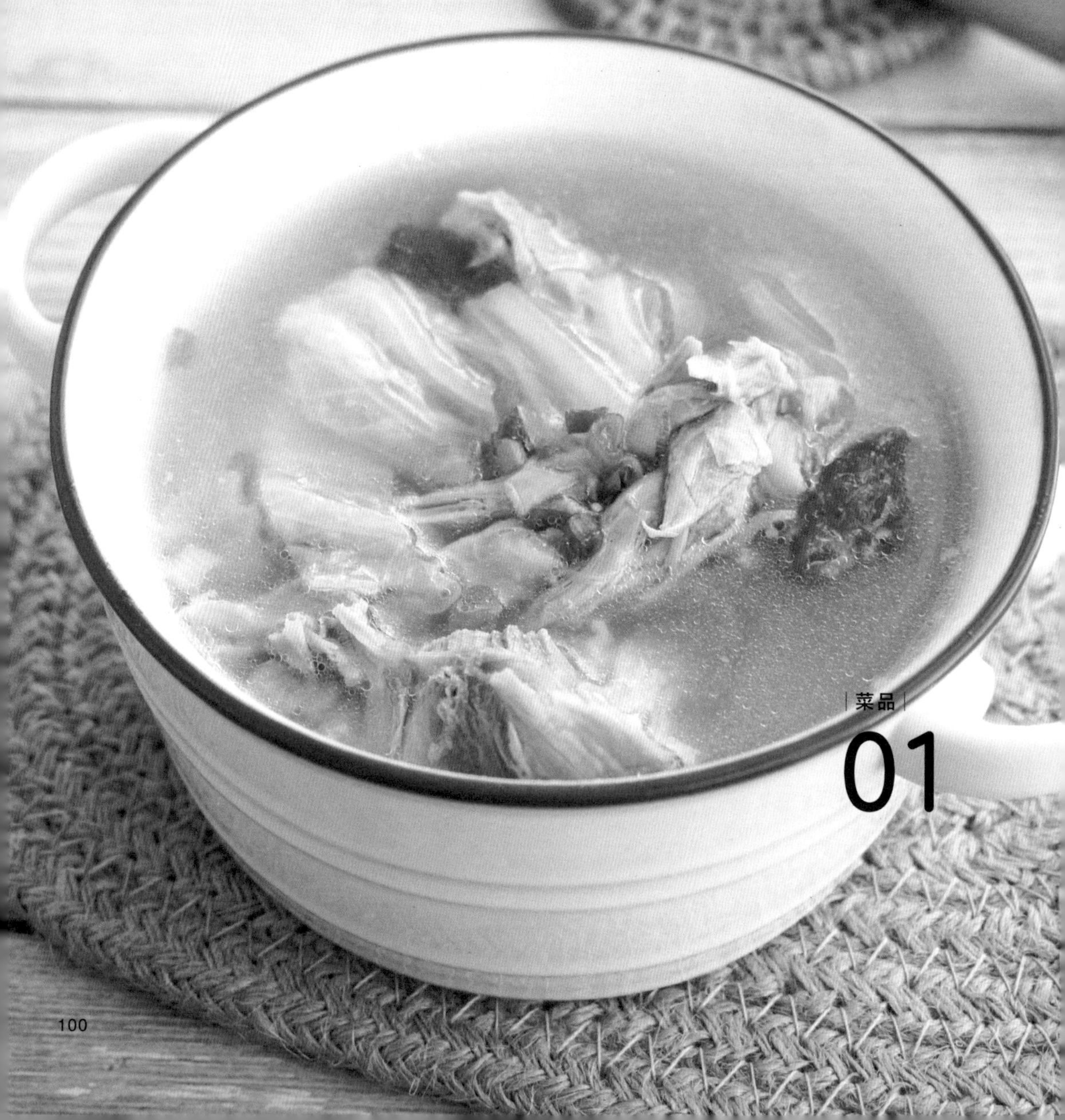

菜品

01

|菜品|

02

番茄菜花

🛒食材准备

番茄 60 克　　菜花 120 克　　葱花 少许　　糖、盐 适量

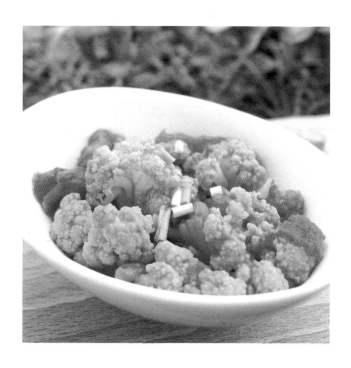

🥄做法

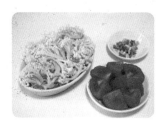

步骤｜1

番茄洗净去皮切块，菜花洗净掰成小朵，焯水备用。

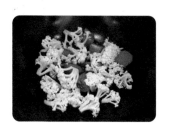

步骤｜2

烧锅入油，放入番茄块炒至出汁后，倒入菜花翻炒。

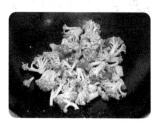

步骤｜3

放入糖、盐翻炒均匀后，撒葱花即可。

糖醋藕丁

🧺 食材准备

藕 150克　　葱花 少许

老抽、生抽、糖、醋、淀粉、盐 适量

|菜品|

03

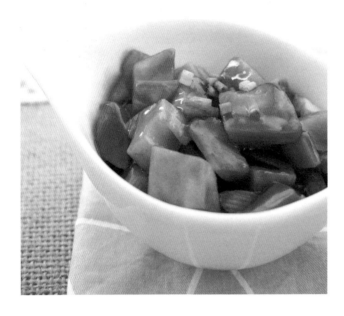

🥄 做法

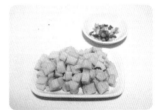

步骤 | 1

藕洗净去皮切丁，焯水后备用。

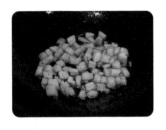

步骤 | 2

烧锅入油，倒入藕丁翻炒至微焦。

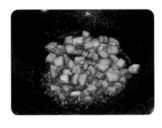

步骤 | 3

加老抽半勺、生抽1勺、醋2勺、糖3勺、盐少许翻炒均匀。

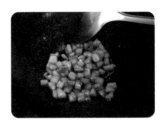

步骤 | 4

最后加入水淀粉收汁，撒葱花即可。

海鲜炒饭

🍲 食材准备

熟米饭 100 克
鸡蛋 1 个
彩椒 20 克
盐 适量
鱿鱼卷、虾仁、
贝柱 共 30 克

📝 做法

1 虾仁、贝柱、鱿鱼卷清洗干净后焯水，
  彩椒洗净切小丁，鸡蛋打散备用。

2 烧锅入油，倒入鸡蛋液炒熟，加彩椒丁、
  虾仁、贝柱、鱿鱼卷翻炒。

3 熟米饭倒入锅中翻炒，饭粒炒散后加盐
  翻拌均匀即可。

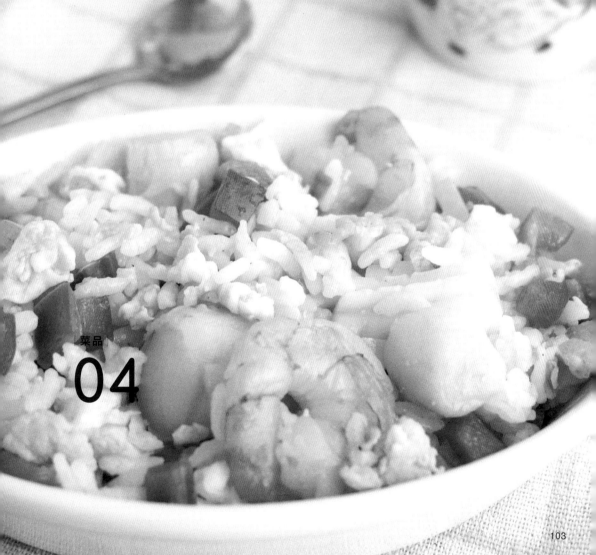

菜品

04

棒骨萝卜汤

食材准备

带肉棒骨 100克
白萝卜 100克
葱、姜 少许
盐、料酒 适量

做法

1 棒骨冷水下锅，加料酒煮 5 分钟捞出，流水冲去棒骨上的浮沫备用。

2 烧锅入水，将处理好的棒骨放入，锅中加入葱姜，大火煮 10 分钟转小火炖 60 分钟。

3 白萝卜洗净去皮，切成滚刀块放入锅中再炖 30 分钟，加适量盐调味即可。

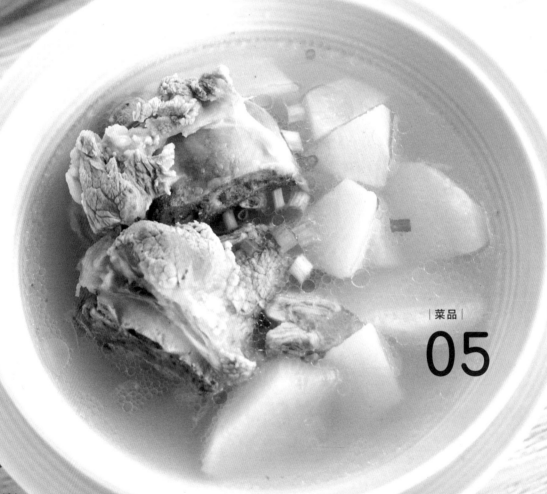

菜品

05

菜品 06 开胃三丝

食材准备

黄瓜 半根　　**梨** 1 个　　**山楂糕** 30 克

白糖、香油 适量

做法

1 黄瓜和梨分别洗净去皮，切细丝；山楂糕切细丝。

2 将黄瓜丝、梨丝、山楂糕丝放入盘中，撒白糖、香油拌匀即可。

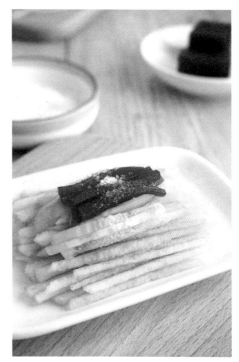

菜品 07 裙带菜海米包子

食材准备

面粉 70 克　　**酵母** 1 克　　**南瓜** 60 克

裙带菜、海米 少许

盐、白糖、香油 适量

做法

1 面粉中加入酵母、白糖和温水（50 毫升），揉成光滑面团，发酵到两倍大。

2 南瓜蒸熟后捣成泥状，加入泡开切碎的裙带菜和海米，再加入盐和香油拌匀。

3 发好的面揉搓排气，制成大小一致的面剂，擀成包子皮，取适量馅料包成包子。

4 将包子上屉大火蒸 10 分钟，关火不要开盖，焖 3 分钟起锅装盘。

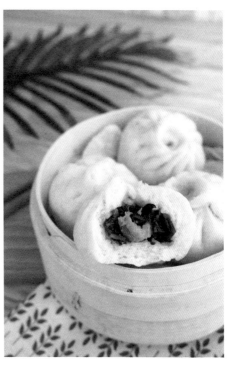

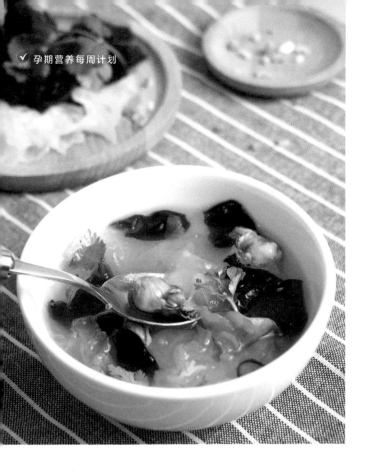

| 菜品 |

08

牡蛎双耳汤

🧺 食材准备

牡蛎肉 50 克

木耳、银耳 30 克

**葱段、姜片、
香菜** 少许

盐 适量

🍴 做法

1 银耳、木耳洗净泡发，撕成小朵；香菜洗净切碎；牡蛎肉洗净
备用。

2 烧锅入油，葱姜爆香后，放入牡蛎肉稍微翻炒一下，加热水。

3 水开后放木耳、银耳，中小火炖 20 分钟，加少许盐调味即可。

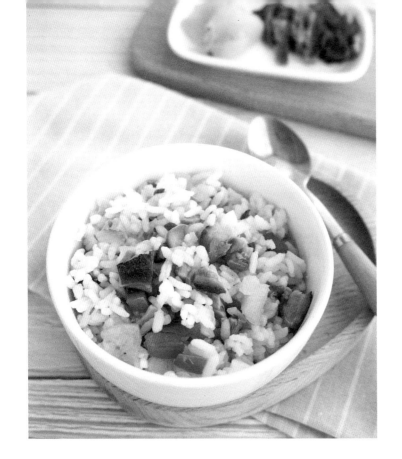

09

菠萝鸭肉炒饭

🧺 食材准备

熟米饭 100 克

熟鸭肉 50 克

菠萝、彩椒 20 克

洋葱 少许

生抽、盐 适量

🍴 做法

1 熟鸭肉切丁，菠萝、彩椒、洋葱洗净切丁备用。

2 烧锅入油，放入洋葱、彩椒翻炒片刻后，加菠萝、鸭肉翻炒均匀。

3 放入熟米饭，炒散拌匀，加少许盐、生抽调味即可。

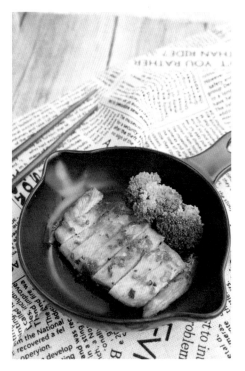

| 菜品 | 10 **蜂蜜鸡胸肉**

食材准备

鸡胸肉 200克　　**大蒜** 3瓣
蜂蜜、橄榄油、黑胡椒粉、盐 适量

做法

1 鸡胸两面抹盐、黑胡椒粉腌制15分钟。

2 将蒜剁碎加入蜂蜜、橄榄油，搅拌均匀。

3 调好的酱汁均匀地抹在鸡胸上，裹上保鲜膜放入冰箱冷藏一夜。

4 平底锅倒少许橄榄油，放入腌好的鸡胸煎至两面金黄即可。

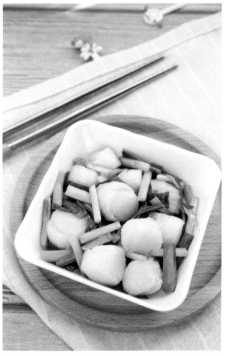

| 菜品 | 11 **韭菜贝柱**

食材准备

韭菜 60克　　**贝柱** 80克
葱、姜 少许　　**盐** 适量

做法

1 韭菜洗净切段，葱、姜切片备用。

2 烧锅入水，将贝柱焯水后捞出。

3 烧锅入油，油热后下葱姜炝锅，加入贝柱后再放韭菜翻炒片刻，放适量盐调味即可。

白菜豆腐卷

🥬 食材准备

白菜叶 3 片
豆腐 50 克
胡萝卜 30 克
香菇、木耳 少许
盐 适量

做法

1 豆腐碾碎；香菇、木耳洗净切末；胡萝卜洗净，去皮切末备用。

2 香菇、木耳、胡萝卜、豆腐混合，加盐搅拌均匀。

3 白菜叶洗净，焯水、沥干备用。

4 每个白菜叶放适量馅料，卷裹好摆盘，上汽蒸 10 分钟即可。

菜品

12

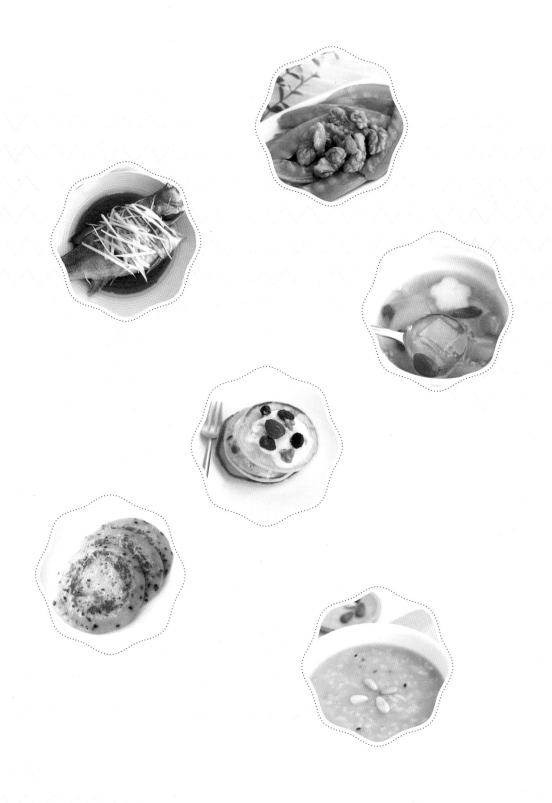

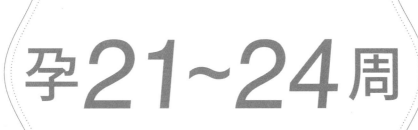

孕21~24周

第六章

第一节 / 身体的变化

从孕 6 月开始，绝大部分孕妈妈能够感受到胎动，以后还会逐渐加强。自孕 20 周往后，胎宝宝体重增长加快，运动明显增加，每日 10%～30% 时间胎动活跃。

现在，胎宝宝的身体各部分构造已经齐备了，功能也逐渐完善。从现在开始，胎宝宝生长发育速度加快。母体为支持胎宝宝的生长努力储存着脂肪、蛋白质等能量物质。

这个月的营养重点是如何选择摄入优质的蛋白质和脂肪，在保证营养密度的前提下，不给身体增加额外的负担。

第二节 / 本月营养关键点

补充优质蛋白质

食物蛋白质的氨基酸模式越接近人体蛋白质的氨基酸模式，则这种蛋白质越容易被人体吸收利用，称为优质蛋白质。富含优质蛋白质的食物有：蛋、奶、肉、鱼及大豆。

膳食均衡、营养状况良好的孕妈妈不需要补充蛋白质粉。很多人选择蛋白质粉往往不是从膳食需求出发，而是为了更简单容易地实现蛋白质的补充，因此不是说蛋白质粉就一定更好。

● 蛋白质提供者

干制海鲜类

海米（干虾仁）、瑶柱（扇贝柱干）的蛋白质含量都能达到单位质量的 50% 左右，是蛋白质含量的冠军。不少海鱼干也紧随其后。

畜禽肉类

> 畜禽肉类是单位质量的蛋白质含量的并列冠军，但因为有带来高血压和消化道疾病的可能，还是要适量吃，别贪多。

海鲜河鲜类

> **河鲜类**
> 鲈鱼，黄鳝，鲫鱼，草鱼，河虾
>
> **海鲜类**
> 金枪鱼，鲅鱼，对虾，带鱼，鲍鱼，蛤蜊

蛋类

> 即便在传统食谱中，蛋类也是方便而容易烹饪的优质蛋白的来源。其单位蛋白质含量持平海鲜河鲜类食材，也能赶上部分肉类。

坚果和豆类

> 传统的蛋白质和微量元素联合提供者。黄豆本身含有大约 35% 的蛋白质，它的制品，密度越大的蛋白质含量越高，包括腐竹、豆皮（豆腐干、豆腐丝）、豆腐、豆浆。坚果（核桃、杏仁、腰果、榛子、巴旦木）和各种油籽（花生、各种瓜子、亚麻籽等）相比较，油籽的单位质量蛋白质更多一些。

摄入足够的 DHA，有助于胎儿脑细胞发育

DHA 对胎儿智力和视力发育至关重要。DHA 的足量摄入能保证胎儿大脑、神经系统和视网膜的正常发育。此外，还能帮助孕妈妈减少焦虑、抑郁等不良情绪。

《中国居民膳食指南》建议孕妈妈每周应该吃 2～3 次海鱼，尤其是深海鱼类，如三文鱼、鲱鱼、凤尾鱼等含有较多的 n-3 多不饱和脂肪酸，其中的 DHA 对胎儿的脑发育和视力发育有益。

坚果类食物并不直接含有 DHA，而是富含 α - 亚麻酸，进入人体后需要在肝脏经过一系列代谢才能最终转变为 DHA。这个过程很漫长，转化率也不高，所以坚果并不是孕妈妈补充 DHA 的最好来源。海鱼、海虾、海藻所含有的 DHA 十分丰富，是最好的 DHA 膳食来源。

吃不到海产品或者每周吃不到两次的孕妈妈可以在产科医生的建议下，选择 DHA 补充剂。尤其提醒平时没有吃鱼习惯或者生活在内陆地区的孕妈妈，应注意酌情补充富含 DHA 的食物。

虽然现在吃不到海产品的地方很少，但很多人还是觉得直接吃补充剂简单，这不是最好的方法，膳食补充一定是首选，膳食补充实现不了的情况下，才考虑补充剂补充。

孕期吃鱼补 DHA 有讲究

海鱼带给孕期的食用困扰在于：高浓度的汞存在于部分大型掠食性鱼类中，常吃这类海鱼，有汞在身体里逐渐积累的风险，反而对胎儿大脑和神经系统发育不利。

⬤ **绿灯区**
每周安全食用（2~3 次）

凤尾鱼，海鲈鱼，北极红点鲑，鲇鱼，线鳕鱼，银鳕鱼，三文鱼，沙丁鱼，鲅鱼，金鲳鱼，龙利鱼

◯ **黄灯区**
少量偶尔食用

罗非鱼，比目鱼，条纹海鲈鱼，石斑鱼，马鲛鱼

⬤ **红灯区**
孕期甚至平常禁食

旗鱼，鲨鱼，剑鱼，方头鱼，大眼鲷，鲭鱼王，河豚

　　以下表格是从食物成分表上查取单位食材中 DHA 含量排名前四的食物，需要补充 DHA 的孕妈妈可以快速找到富含 DHA 的食材，添加到自己的膳食里，实现 DHA 的有效快速食源补充。

海鲜河鲜类	三文鱼、凤尾鱼等深海鱼类，黄鳝，鲫鱼，鱼卵
畜禽肉蛋类	瘦肉，鸡蛋
奶类	牛奶及其制品、羊奶及其制品
豆类	豆腐、豆浆等

第三节／稳步前进的饮食计划

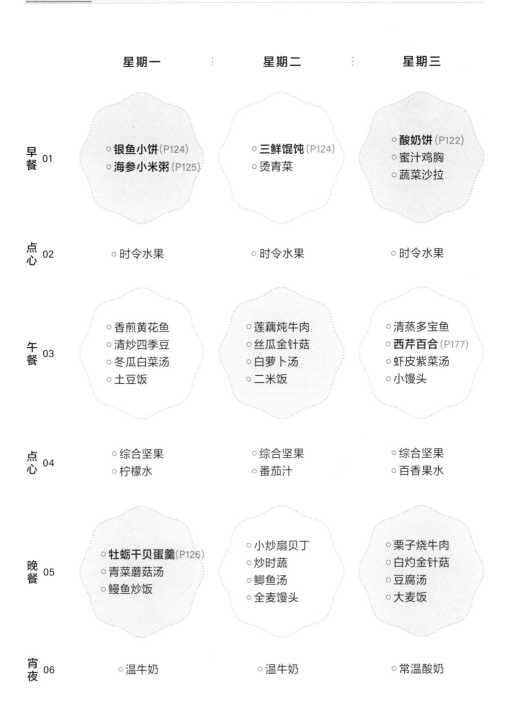

	星期一	星期二	星期三
早餐 01	○ 银鱼小饼(P124) ○ 海参小米粥(P125)	○ 三鲜馄饨(P124) ○ 烫青菜	○ 酸奶饼(P122) ○ 蜜汁鸡胸 ○ 蔬菜沙拉
点心 02	○ 时令水果	○ 时令水果	○ 时令水果
午餐 03	○ 香煎黄花鱼 ○ 清炒四季豆 ○ 冬瓜白菜汤 ○ 土豆饭	○ 莲藕炖牛肉 ○ 丝瓜金针菇 ○ 白萝卜汤 ○ 二米饭	○ 清蒸多宝鱼 ○ 西芹百合(P177) ○ 虾皮紫菜汤 ○ 小馒头
点心 04	○ 综合坚果 ○ 柠檬水	○ 综合坚果 ○ 番茄汁	○ 综合坚果 ○ 百香果水
晚餐 05	○ 牡蛎干贝蛋羹(P126) ○ 青菜蘑菇汤 ○ 鳗鱼炒饭	○ 小炒扇贝丁 ○ 炒时蔬 ○ 鲫鱼汤 ○ 全麦馒头	○ 栗子烧牛肉 ○ 白灼金针菇 ○ 豆腐汤 ○ 大麦饭
宵夜 06	○ 温牛奶	○ 温牛奶	○ 常温酸奶

一周营养食谱举例

星期四	星期五	星期六	星期日
◦鸡蛋奶酪三明治 ◦谷物牛奶	◦鲜肉包 ◦青菜豆腐皮汤	◦鸡蛋木耳馅饼 ◦**松仁黑芝麻粥** (P123)	◦**香酥芝麻饼** (P118) ◦温拌时蔬鸡蛋 ◦豆浆
◦时令水果	◦时令水果	◦时令水果	◦时令水果
◦**清蒸鲈鱼** (P125) ◦**什锦豆腐蒸蛋** (P120) ◦番茄蘑菇汤 ◦豆角饭	◦盐水羊肝 ◦凉拌双耳 ◦鸡丝时蔬汤 ◦上海菜饭	◦肉丝炒豆皮 ◦**核桃炒荷兰豆** (P121) ◦排骨玉米汤 ◦全麦馒头	◦**牛肉炒豆腐** (P127) ◦温拌苦瓜 ◦番茄蛋花汤 ◦藜麦饭
◦综合坚果 ◦**燕窝银耳羹** (P123)	◦综合坚果 ◦椰汁	◦综合坚果 ◦黄瓜胡萝卜汁	◦综合坚果 ◦西柚汁
◦鱼香肉丝 ◦**苦瓜鹌鹑蛋** (P138) ◦海带汤 ◦**紫薯牛奶发糕** (P119)	◦**丝瓜青豆** (P186) ◦鸭肉冬瓜汤 ◦二米饭	◦酱牛肉 ◦番茄菠菜鸡蛋面	◦糖醋小排 ◦贝尖炒油菜 ◦鲤鱼冬瓜汤 ◦二米饭
◦酸奶拌猕猴桃	◦温牛奶	◦温牛奶	◦姜撞奶

香酥芝麻饼

食材准备

鸡蛋 1 个
低筋面粉 90 克
白糖 20 克
黑芝麻 少许

做法

1 碗中放入 50 毫升温水，加白糖、适量油搅拌至白糖溶化。

2 加入鸡蛋、面粉、黑芝麻搅拌至面糊状。

3 平底锅烧热入油，用勺子舀入适量面糊。

4 待固定成小饼形状，盖盖焖 2 分钟后，将小饼翻面再焖 2 分钟即可。

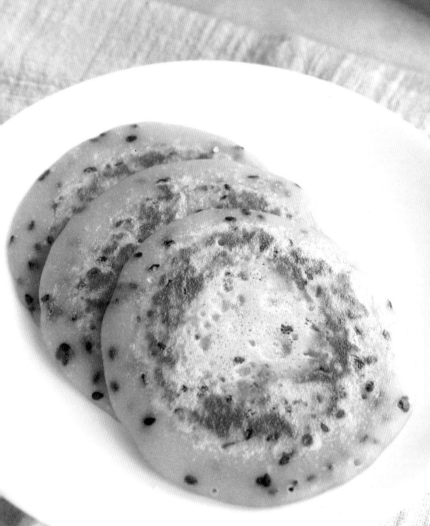

菜品

01

| 菜品 |

02

紫薯牛奶发糕

🧺 食材准备

低筋面粉 100克　　**紫薯** 50克　　**牛奶** 100毫升
酵母 1克

🍴 做法

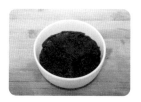

步骤｜1

紫薯洗净去皮切块，入蒸锅蒸熟，捣成泥备用。

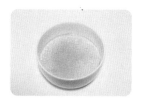

步骤｜2

温牛奶（不超过40℃）加入酵母化开，将牛奶直接倒入面粉中。

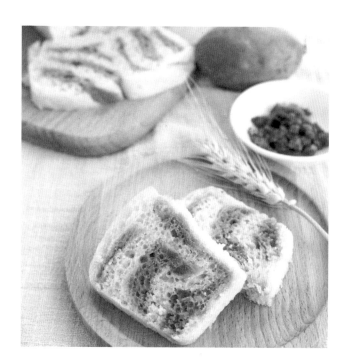

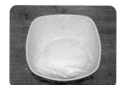

步骤｜3

用筷子把面粉搅拌成糊状，盖上保鲜膜放在温暖的地方发酵至原来的两倍大。

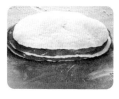

步骤｜4

将紫薯泥和面团分别揉成两团，擀成椭圆形，两种面团交叉叠加，叠6片。

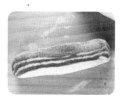

步骤｜5

从中间切分，轻擀塑形成圆柱状。

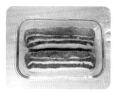

步骤｜6

模具内刷油，放入紫薯面团，大火蒸30分钟，关火焖5分钟即可。

什锦豆腐蒸蛋

🛒食材准备

鸡蛋 2 个　　豆腐 50 克　　虾 4 只　　香菇 2 朵

芹菜 20 克　　胡椒粉、盐 适量

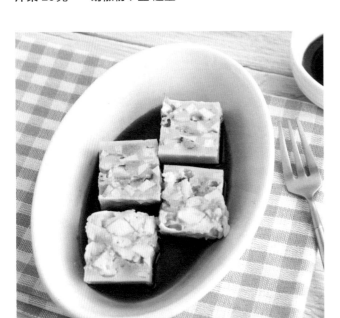

🍴做法

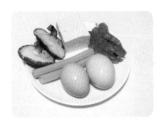

步骤|1

香菇、芹菜洗净，虾去壳、洗净备用。

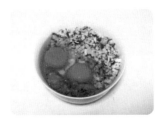

步骤|2

香菇、芹菜、虾仁切碎和豆腐一起入碗，加鸡蛋、适量盐和胡椒粉拌匀。

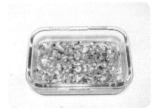

步骤|3

调好的馅料换长形容器，大火蒸 10 分钟，关火焖 3 分钟出锅。

核桃炒荷兰豆

食材准备

核桃仁 50 克
荷兰豆 150 克
盐 适量

做法

1 荷兰豆洗净，核桃仁用热水焯一下备用。

2 烧锅入油，放入荷兰豆翻炒片刻后，加
  核桃仁继续翻炒。

3 炒至荷兰豆变色后，加盐拌匀即可。

|菜品|

04

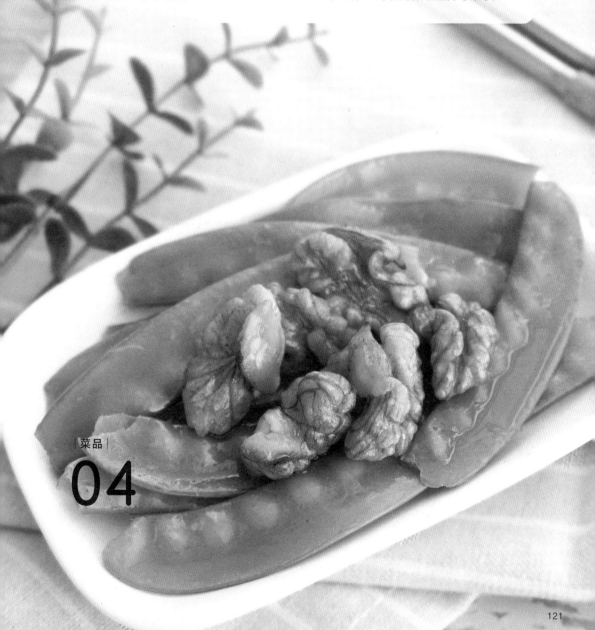

酸奶饼

🍴 食材准备

鸡蛋 1个

面粉 50克

酸奶 100克

蔓越莓干、核桃仁、
蓝莓干、杏仁 少许

🍴 做法

1 鸡蛋加酸奶搅拌均匀，面粉筛入其中搅至
无颗粒备用。

2 平底锅中火烧热后转小火，舀一勺面糊到
锅中煎至两面微焦。

3 酸奶饼淋上少许酸奶，撒上果料即可。

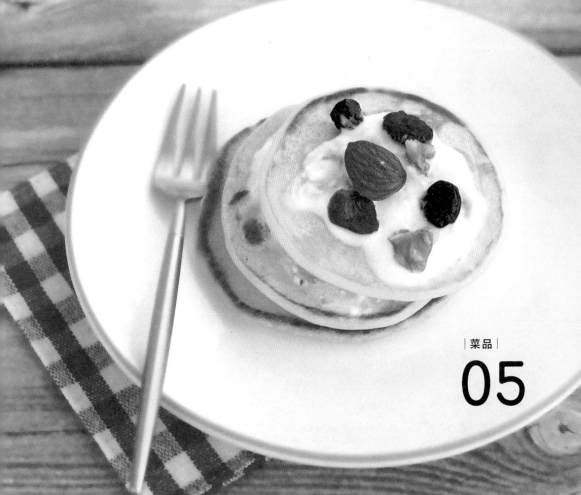

|菜品|

05

菜品 | 06 松仁黑芝麻粥

🥄 食材准备

松子仁 10 克 　　 **黑芝麻** 5 克
大米 30 克

📛 做法

1 大米淘洗干净，加水浸泡 20 分钟备用。
2 将黑芝麻和大米一同放入锅中，中小火熬粥。
3 待锅中大米煮至软烂，撒入松子仁关火即可。

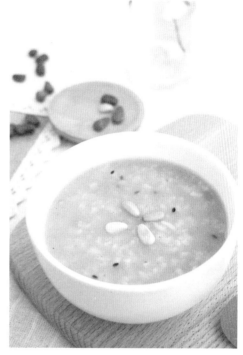

菜品 | 07 燕窝银耳羹

🥄 食材准备

燕窝 5 克 　　 **银耳** 1 大朵 　　 **梨** 1 个
枸杞子 少许 　　 **冰糖** 适量

📛 做法

1 燕窝、银耳提前泡发；梨洗净，去皮切片备用。
2 泡发的银耳撕成小块，放入锅中大火烧开转中小火熬至起胶，放燕窝煮 5 分钟。
3 转炖盅，加入梨、枸杞子和冰糖，隔水炖 40 分钟即可。

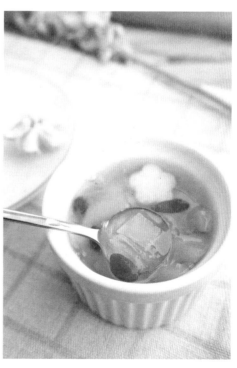

菜品 | 08 三鲜馄饨

食材准备

虾仁 50 克　　肉馅 50 克

韭菜 80 克　　煎蛋 1 个

紫菜 少许　　馄饨皮 适量

盐、香油 适量

做法

1 肉馅加韭菜、虾仁、煎蛋、盐、姜粉、胡椒粉搅拌均匀。

2 取适量馅料放在馄饨皮上包成馄饨。

3 烧锅入水，加 1 勺高汤，水开后下入馄饨，煮至浮起后加紫菜再煮 2 分钟即可。

菜品 | 09 银鱼小饼

食材准备

鸡蛋 1 个　　面粉 50 克

大银鱼 30 克　　葱末 少许　　盐 适量

做法

1 面粉用水搅开至无颗粒状，不要太稀，加鸡蛋打散调成面糊。

2 大银鱼清洗干净、剁碎，和葱末一起调入面糊，加盐搅拌均匀。

3 平底锅刷油，中小火倒入适量面糊摊成小饼，两面熟透后卷成卷装盘即可。

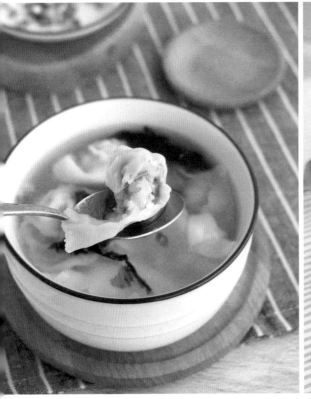

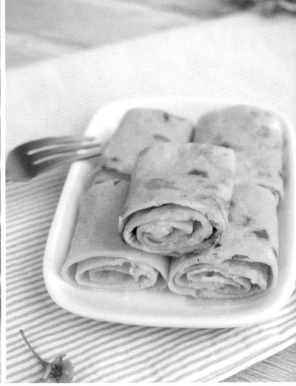

菜品 10 海参小米粥

🥣 食材准备

小米 30克　　海参 1只　　香菇 1朵
青菜 20克　　姜片 少许
鸡汤、盐 适量

🥄 做法

1 小米淘洗干净；海参、香菇洗净；青菜
　洗净切碎备用。

2 鸡汤入锅煮沸，加入小米大火煮开后，
　转小火熬 20 分钟。

3 加入海参、香菇、姜片熬 15 分钟。

4 加入青菜碎煮 1 分钟，撒适量盐搅拌均
　匀即可。

菜品 11 清蒸鲈鱼

🥣 食材准备

鲈鱼 1小条（去内脏）
葱丝、姜片 少许
料酒、蒸鱼豉油 适量

🥄 做法

1 将清理好的鲈鱼冷水冲洗干净，放葱丝、
　姜片、料酒腌制 10 分钟。

2 放盘，鱼身下、肚子里、身上各放少许
　葱丝、姜片。

3 冷水上锅，上汽蒸 10 分钟，倒掉汤汁
　和葱姜，重新在鱼身撒葱丝。

4 烧锅入油，趁热淋在鱼身的葱丝上，倒
　适量蒸鱼豉油即可。

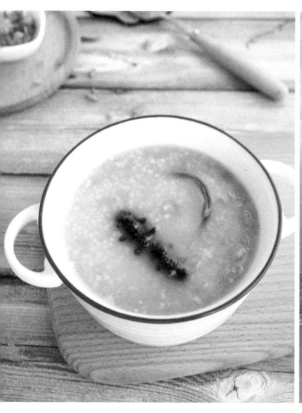
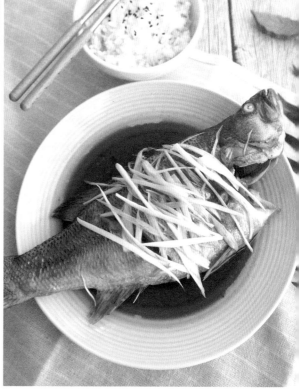

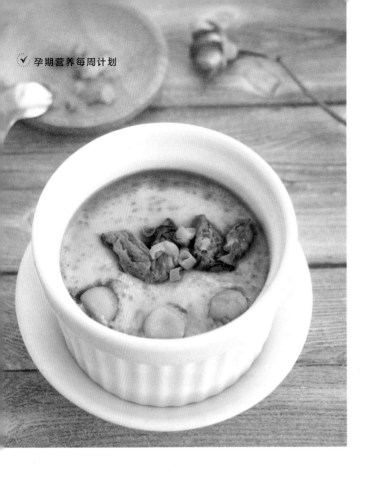

牡蛎干贝蛋羹

🧺 食材准备

鸡蛋 2 个

牡蛎 2 个

干贝 3 个

生抽、盐 适量

🍴 做法

1 将牡蛎洗净，去壳。

2 干贝泡发，撕成丝备用。

3 鸡蛋打散，加盐，按 1:1 的比例加温水搅匀，过筛。大火蒸 5 分钟开盖加入牡蛎和干贝再蒸 2 分钟。

4 出锅后淋上少许生抽即可。

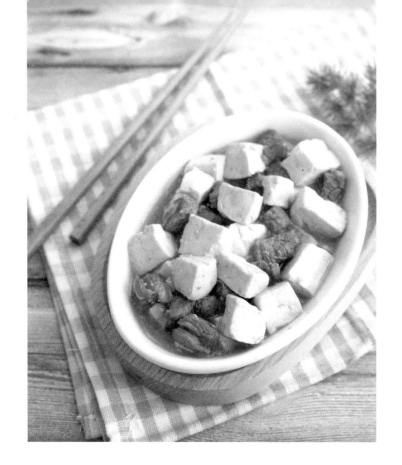

菜品

13

牛肉炒豆腐

🧺食材准备

牛里脊 60 克

豆腐 50 克

葱段、姜丝 少许

生抽、胡椒粉、料酒、盐 适量

✐做法

1 牛里脊洗净切丁，加盐、料酒、胡椒粉腌制 10 分钟备用。

2 豆腐洗净、切丁，在沸水中焯一下备用。

3 烧锅入油，葱、姜爆香后放牛肉炒熟。

4 再加入豆腐、盐、生抽翻炒均匀即可。

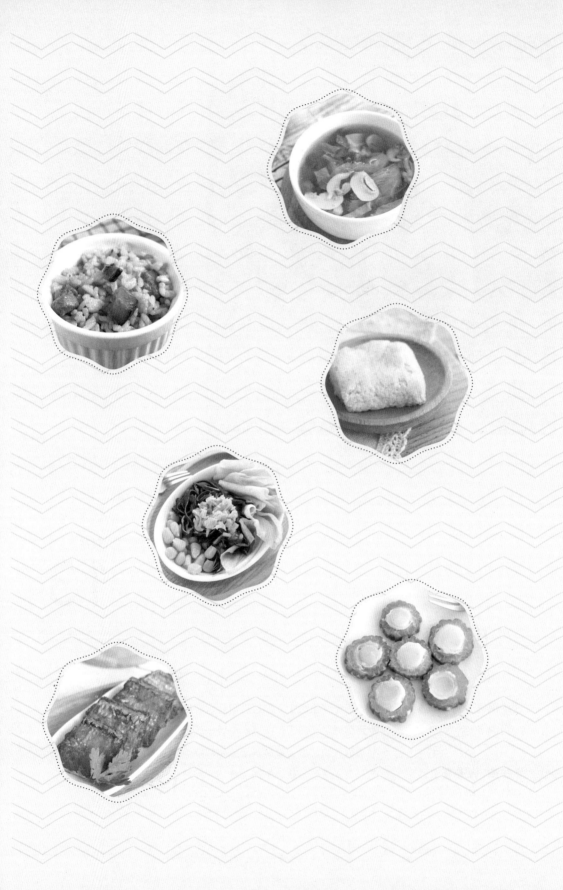

孕25~28周

第七章

第一节 / 身体的变化

孕 7 月的胎宝宝还在快速成长，子宫体积持续增大，孕妈妈身体的各个器官负荷持续加大。

孕妈妈在这个月里身体明显变得臃肿了，为了平衡前移的身体重心，行动明显缓慢下来，时不时会感觉腰酸背痛。

好在这个月大部分孕妈妈胃口都还不错，在愉快地吃吃喝喝的同时，要重点关心一下血糖水平。

血糖控制这件事落实到执行层面，就是选择低血糖生成指数的食材，选择低脂并保持颗粒感的烹饪方式，选择能及时获得饱腹感的进食节奏。

第二节 / 本月营养关键点

控制血糖的总原则

控糖是一个健康好习惯，尤其对于既超重又有餐后血糖异常的孕妈妈，或一胎时曾患有妊娠糖尿病的孕妈妈，或肥胖且高血脂、高血压的孕妈妈来说，营养充足的控糖饮食是非常健康的饮食习惯。控制血糖的基本原则如下：

● 控制总体能量，选择高饱腹感、低血糖生成指数的食材。

● 优化食材摄入比例。多吃全谷杂粮和豆薯类主食，少吃精米白面；多吃鱼肉和奶制品，少吃其他肉类；多吃茶籽油和橄榄油（提供单不饱和脂肪酸），少吃玉米油和大豆油；多吃需要细嚼慢咽的食物，少吃过于软烂或糊浆状的食物；多吃蔬菜，少吃甜点，适当吃水果。

● 放下所谓的"饮食绝对禁忌"，重点放到均衡和适量上来。

● 过犹不及，不要为了更大力度控制血糖而使摄入营养总量不够，造成贫血、低血糖的情况。

管理血糖阶段如何吃主食

我们先来说主食。很简单，就是用五谷杂粮替换出一半左右分量的日常精米白面，比如把大米粥换成杂粮粥，甜面包换成全麦面包，白馒头换成黑麦馒头、燕麦馒头，因为五谷杂粮血糖生成指数低，能量低、饱腹感强又不会引起餐后血糖波动，是很好的控糖食物。

豆薯类及高淀粉的蔬菜也可以替代一部分主食。在处理这类食材的时候不要太精细，保留其麸皮胚芽会让营养更全面。同时也不要熬煮蒸制太长时间，保留颗粒感能有效延长咀嚼消化的时间，血糖上升平缓。豆薯类高淀粉蔬菜包括土豆、红薯、芋头、山药、慈姑、蚕豆、芋艿、南瓜等。

管理血糖阶段如何吃水果

水果是健康的食物，是维生素、微量元素和膳食纤维的有效提供者。但在控糖这件事上，水果往往带来额外的糖分。

我们建议优先选择血糖指数低、口感清甜柔和的水果，常见的苹果、草莓、桃子、橙子、柚子都可以，莲雾、西柚、番石榴、百香果也是不错的选择。

不过不要因为这些水果相对健康，就放开量大吃特吃。每天还是要保持不超过 200～300 克的量；尽量直接食用，不用果汁或果酱代替。

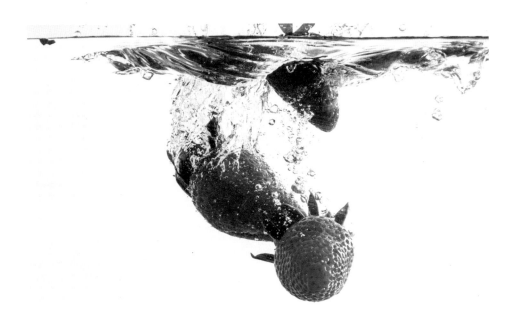

脂肪会影响血糖控制

脂肪会降低胰岛素的敏感性，从而影响血糖控制，所以控糖先控油。尤其要限制饱和脂肪酸的摄入量，尽量避开反式脂肪酸，减少烹调用油的量，因为长期高脂膳食会降低糖耐量，引发肥胖、高血脂和心血管病。

单不饱和脂肪酸是较理想的脂肪来源，其在茶籽油及橄榄油中含量丰富，是较好的脂肪来源。而且茶籽油和精炼橄榄油都有比较高的烟点，冷拌与高温热烹均可。初榨橄榄油的烟点低一些，适合低温热烹和冷拌烹饪。

"无糖"的食品真的无糖吗

市售的无糖食物需要甄别。

无糖酸奶，口感不甜，成分表标示无糖（或使用木糖醇、甜菊糖等代糖）的确是无糖食物。

冲饮食物，如黑芝麻糊、藕粉、葛根粉，或者奶粉、豆奶粉标示无糖，名义上属于无糖食物，但这些食物中含有淀粉，淀粉属于碳水化合物，碳水化合物在身体里会直接转化成糖分，其实也算是含糖食物。

糕点类食物无论是否额外添加糖，本身就含淀粉（碳水化合物）和脂肪，这样的食物对于控糖的帮助并不大。

现在的健康饮食推崇的低淀粉低糖甜品可以关注。它的基本概念就是使用杏仁粉、白豆粉，以及木薯粉、南瓜粉、红薯粉和少量的大米粉来替代传统甜品中常用的小麦粉。这样的甜品市售的成品比较少，但自己制作的教程很容易找到，也比较容易做。

改变进餐顺序，把主食往后放

我们建议的用餐顺序：先吃蔬菜，再吃肉，最后吃主食。

餐前可准备蔬菜沙拉或清淡的时蔬小炒，避免直接进食主食引起血糖波动。绿叶蔬菜富含维生素和膳食纤维，烹熟之后饱腹感仍然很强。

膳食纤维可分为可溶性和不溶性两种。可溶性膳食纤维能吸水膨胀，吸附并延缓碳水化合物在消化道的吸收，使餐后血糖和胰岛素水平降低，还有降低胆固醇的作用；不溶性膳食纤维能促进肠蠕动，加快食物通过肠道的时间，减少吸收，具有间接缓解餐后血糖升高和减肥的作用。

再吃肉类，补充蛋白质、脂肪酸及各种微量元素，维持肌肉的体积，满足能量消耗的需要，同时增加饱腹感。

最后吃主食，可以在摄入蔬菜、肉类的基础上缓解饥饿感，减缓进餐速度，控制碳水化合物摄入量，平稳餐后血糖水平。

还有，有意识减缓吃饭速度，让大脑及时得到"吃饱"的反馈信号，也能有效控制主食的摄入。

强调一下补水

水在人体内维持一个动态平衡。孕期饮水量需要满足每天 1700 毫升，比备孕期多 200 毫升，比一般人群多 500 毫升。这 1700 毫升是指直接喝的水，只有当天喝汤特别多的情况下可酌情少喝，建议不少于 1500 毫升 / 天。

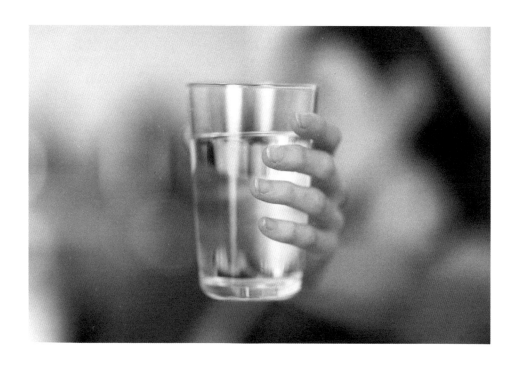

第三节 / 精益求精的饮食计划

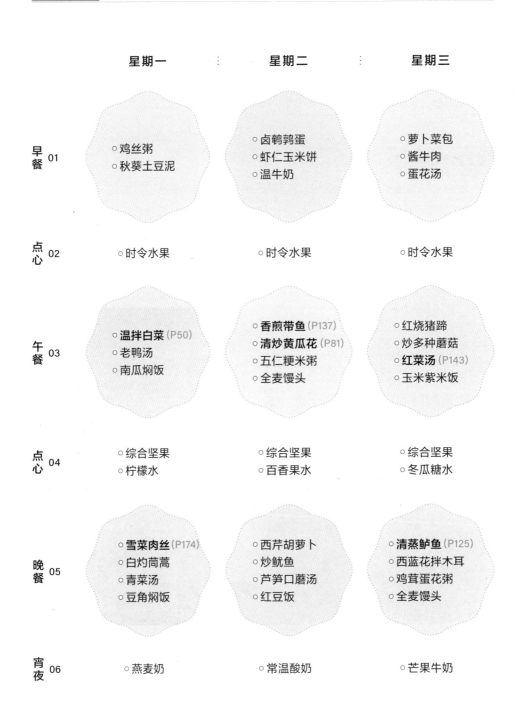

		星期一	星期二	星期三
早餐	01	○鸡丝粥 ○秋葵土豆泥	○卤鹌鹑蛋 ○虾仁玉米饼 ○温牛奶	○萝卜菜包 ○酱牛肉 ○蛋花汤
点心	02	○时令水果	○时令水果	○时令水果
午餐	03	○**温拌白菜** (P50) ○老鸭汤 ○南瓜焖饭	○**香煎带鱼** (P137) ○**清炒黄瓜花** (P81) ○五仁粳米粥 ○全麦馒头	○红烧猪蹄 ○炒多种蘑菇 ○**红菜汤** (P143) ○玉米紫米饭
点心	04	○综合坚果 ○柠檬水	○综合坚果 ○百香果水	○综合坚果 ○冬瓜糖水
晚餐	05	○**雪菜肉丝** (P174) ○白灼茼蒿 ○青菜汤 ○豆角焖饭	○西芹胡萝卜 ○炒鱿鱼 ○芦笋口蘑汤 ○红豆饭	○**清蒸鲈鱼** (P125) ○西蓝花拌木耳 ○鸡茸蛋花粥 ○全麦馒头
宵夜	06	○燕麦奶	○常温酸奶	○芒果牛奶

一周营养食谱举例

星期四	星期五	星期六	星期日
◦菜椒煎蛋 ◦鸡肉卷饼 ◦温豆浆	◦**芝麻烧饼** (P48) ◦**甘蓝金枪鱼沙拉** (P139) ◦枸杞银耳汤	◦**山药银耳糕** (P142) ◦烫时蔬 ◦紫菜馄饨汤	◦卷心菜煎饼 ◦三鲜豆腐脑
◦时令水果	◦时令水果	◦时令水果	◦时令水果
◦**荷塘小炒** (P25) ◦**虾滑青菜汤** (P136) ◦葱油花卷	◦**红烧黄花鱼** (P83) ◦番茄油菜汤 ◦**豆芽时蔬拌饭** (P141)	◦红烧鸡腿 ◦**番茄菜花** (P101) ◦胡萝卜鸭腿粥 ◦二米饭	◦奶油娃娃菜 ◦海参豆腐汤 ◦牛肉馅饼
◦综合坚果 ◦雪梨西芹汁	◦综合坚果 ◦玉米浆	◦综合坚果 ◦温热柠檬水	◦综合坚果 ◦番茄汁
◦**肉末黄豆芽** (P157) ◦土豆烧鸡块 ◦荞麦面	◦清蒸小鱼丸 ◦白灼芥蓝 ◦排骨萝卜汤 ◦**拌莜面** (P143)	◦**盐水虾** (P158) ◦凉拌菜花 ◦茼蒿豆腐汤 ◦排骨焖饭	◦白灼虾 ◦**苦瓜鹌鹑蛋** (P138) ◦紫菜汤 ◦**南瓜鸡肉饭** (P140)
◦常温酸奶	◦青汁牛奶	◦酸奶拌草莓	◦温牛奶

虾滑青菜汤

🧺 食材准备

虾仁 50 克

鸡蛋 1 个

菠菜 少许

盐、白胡椒粉、
淀粉 适量

📋 做法

1 虾仁剁碎成泥状，鸡蛋取半个鸡蛋清，菠菜
洗净切段备用。

2 虾泥中加入鸡蛋清、盐、白胡椒粉和适量淀粉，
搅打制成虾滑。

3 烧锅入水，水开后放入虾滑，待虾滑飘起后，
放入菠菜、盐煮熟调味即可。

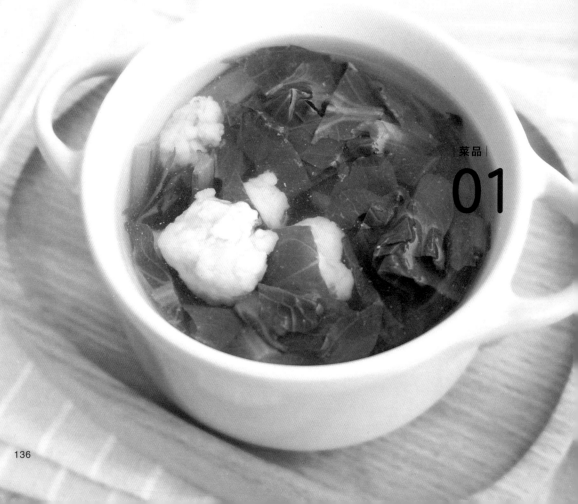

| 菜品 |

01

| 菜品 |

02

香煎带鱼

🍲食材准备

洗净的带鱼段 100 克　　鸡蛋 1 个

葱段、姜丝、花椒 少许　　料酒、白胡椒粉、盐 适量

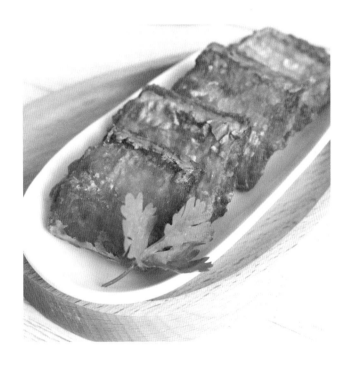

📍做法

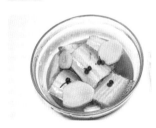

| 步骤 | 1

带鱼段加葱段、姜丝、花椒、料酒、白胡椒粉、盐，腌制 30 分钟。

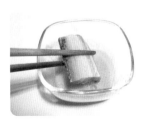

| 步骤 | 2

碗中打入一个鸡蛋，加一点盐充分打散后，用带鱼段蘸取。

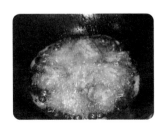

| 步骤 | 3

烧锅入油，将蘸过蛋液的带鱼放入锅中煎至金黄即可。

苦瓜鹌鹑蛋

🍱食材准备

苦瓜 100克   鹌鹑蛋 6个   瘦肉馅 30克   盐 适量

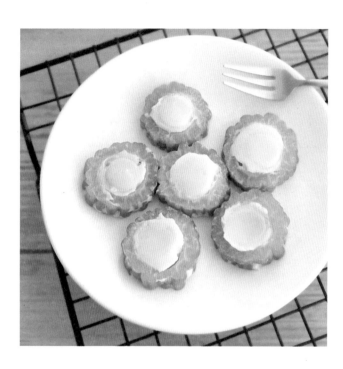

🥄做法

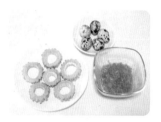 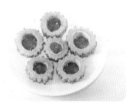 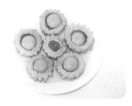

步骤 | 1

苦瓜洗净切圈，去瓤，平铺摆盘，肉馅加1个鹌鹑蛋拌匀备用。

步骤 | 2

调好的肉馅填入苦瓜圈垫底。

步骤 | 3

将鹌鹑蛋分别打入苦瓜圈内，蒸锅上汽后蒸5分钟后出锅撒盐即可。

甘蓝金枪鱼沙拉

🥗食材准备

金枪鱼 40克

生菜、紫甘蓝、
玉米粒 各50克

橄榄油、盐 适量

🍴做法

1 生菜洗净，掰小块；紫甘蓝洗净、
切丝；玉米粒焯水备用。

2 碗中放入所有食材，撒适量盐，
淋上橄榄油拌匀即可。

| 菜品 |
04

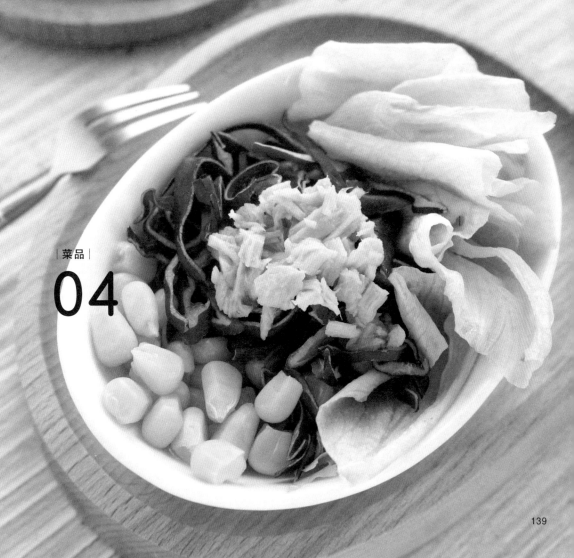

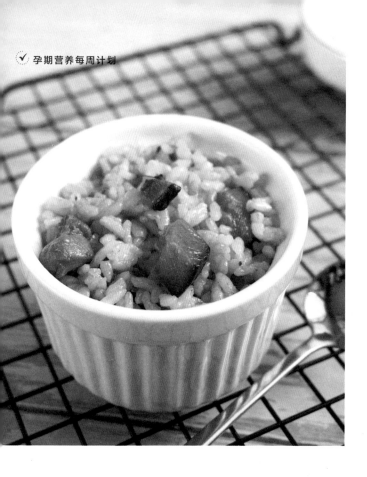

南瓜鸡肉饭

🥘 食材准备

南瓜 60克

鸡腿肉 50克

大米 50克

洋葱、香菇 20克

生抽、料酒、盐 适量

🍴 做法

1 鸡腿肉冲洗干净，切小块，加少许盐、料酒腌制10分钟备用。

2 南瓜洗净去皮切块，洋葱、香菇洗净切小块备用。

3 烧锅入油，洋葱爆香后放鸡肉翻炒至变色，加南瓜块、香菇块、生抽、盐拌炒均匀。

4 大米淘洗干净，放入电饭锅中加水，倒入炒好的鸡块和辅菜拌匀，开煮饭程序即可。

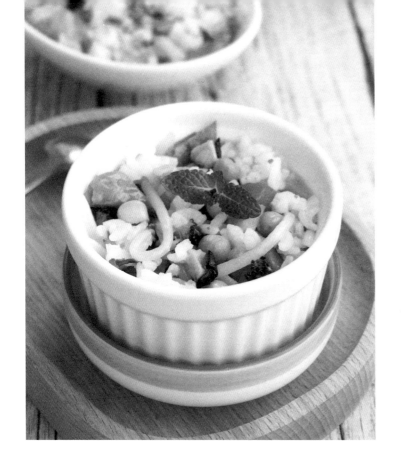

06

豆芽时蔬拌饭

🧺 食材准备

熟米饭 100克

香菇、豆芽、西蓝花 各10克

荷兰豆、胡萝卜、熟玉米粒、豌豆 各20克

牛肉拌饭酱 适量

🥄 做法

1 胡萝卜洗净，去皮切丁；荷兰豆洗净切段；香菇、西蓝花洗净切丁；豌豆洗净备用。

2 烧锅入油，依次放入胡萝卜、豌豆，加荷兰豆、香菇、豆芽、西蓝花、熟玉米粒翻炒至八成熟。

3 深盘盛熟米饭，将炒好的时蔬铺在熟米饭上，加入牛肉拌饭酱即可。

山药银耳糕

食材准备

山药 150 克
银耳 1 朵
鸡蛋 1 个

做法

1 山药洗净去皮，切小段；银耳洗净，煮 5 分钟后沥干备用。

2 将山药、银耳、鸡蛋一起倒入料理机搅打成泥。

3 蒸盘里刷一层油，倒入搅好的泥浆，来回震动去气泡。

4 冷气上锅，大火蒸 20 分钟即可。

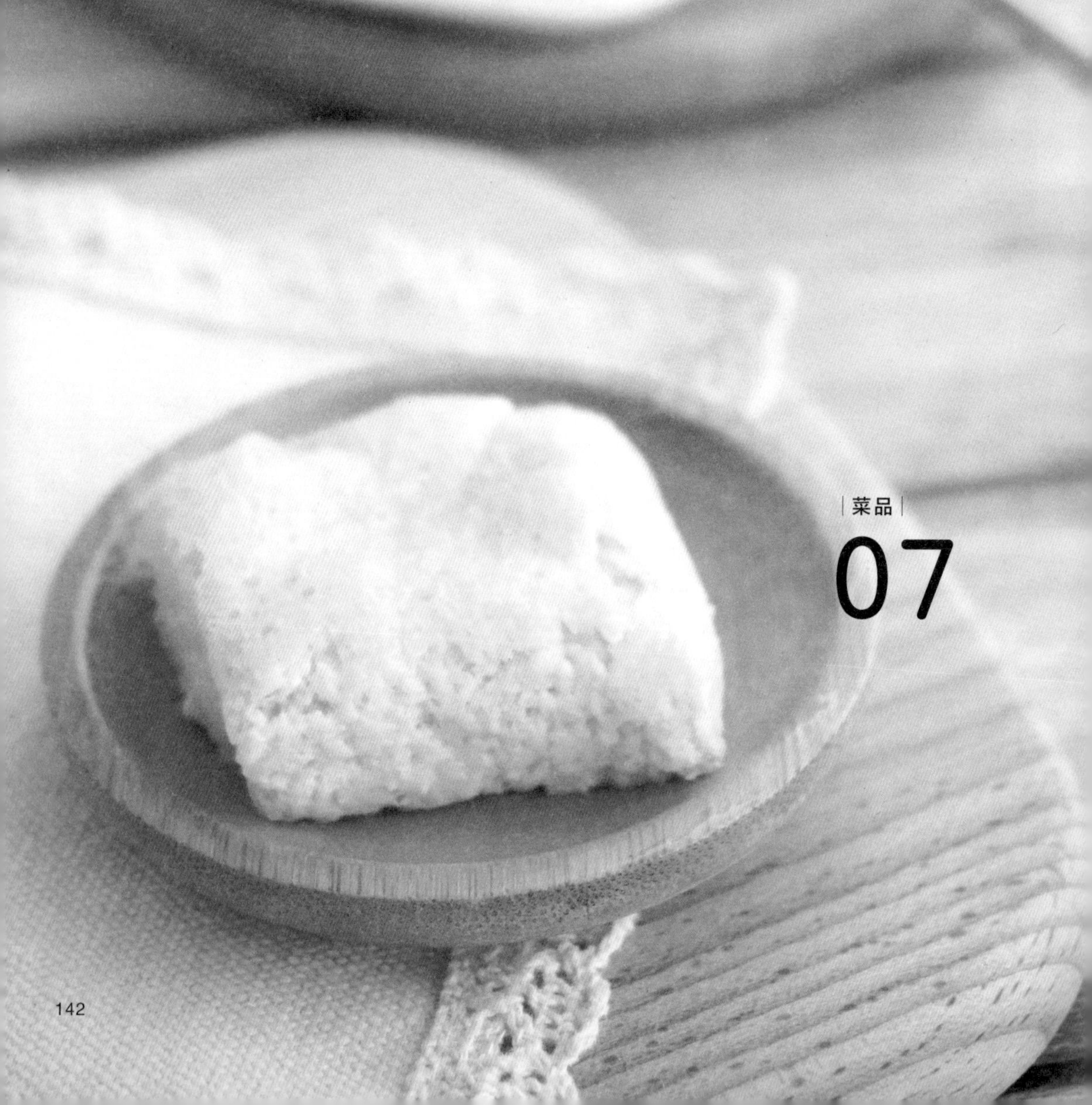

菜品
07

| 菜品 | 08 **红菜汤**

🍲食材准备

番茄 1个　　**口蘑** 2个

娃娃菜 150克　　**胡萝卜** 20克

贝尖 少许　　**姜粉、盐、香油** 适量

🍴做法

1 番茄、胡萝卜洗净去皮切片，口蘑洗净切片，娃娃菜洗净切段备用。

2 烧锅入水，加番茄大火煮开后，加口蘑、胡萝卜、贝尖熬 5～10 分钟。

3 放入娃娃菜、姜粉熬至再次开锅后，滴两滴香油，撒适量盐即可。

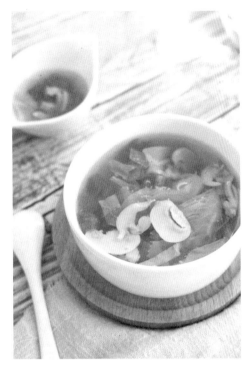

| 菜品 | 09 **拌莜面**

🍲食材准备

免煮莜面条 50克　　**豆芽** 50克

芝麻 少许　　**香醋、生抽、盐** 适量

🍴做法

1 莜面条温水泡 20 分钟，沥干备用。

2 烧锅入水，将豆芽焯熟备用。

3 莜面中加入豆芽、香醋、生抽、盐、芝麻拌匀即可。

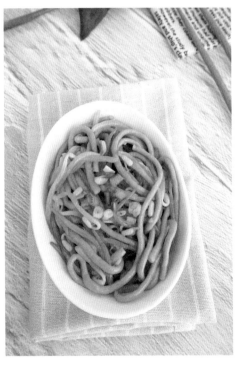

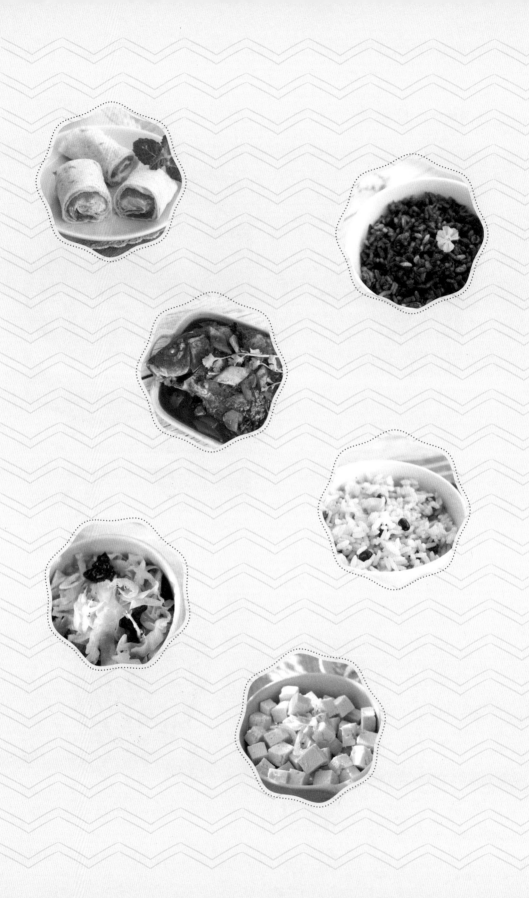

孕29～32周

第八章

第一节 / 身体的变化

进入孕 8 月，孕妈妈们会纷纷体验到低头看不到自己脚的"奇观"了。是的，这时候孕妈妈的肚子已经挺到了想象之外，肚子上的皮肤变薄了很多。快速增大的子宫让肺部和胃部都感受到了压迫，时不时"抗议"一下。

而淘气的胎宝宝还常在妈妈肚子里拳打脚踢，宣告着自己的成长；到这个月末，胎宝宝就接近 2 千克重了。

孕晚期的体重控制很重要，一定要坚持。体重控制，不仅能降低孕期患糖尿病、高血压等的风险，也有利于产后体形的快速恢复。同时，也让胎宝宝的体重得到合理控制，显著降低孩子未来患慢性疾病的风险。

对钙的需求在持续增加。孕妈妈选择补钙食材，含钙量和吸收率要同时加以关注。同时需要厘清坊间流传的各种补钙误区，科学有效地补钙。

第二节 / 本月营养关键点

孕晚期体重控制要点

孕晚期体重控制要点：能量摄入和规律运动两手抓。

孕妈妈膳食中应该有适量脂肪。但体重增长过快的孕妈妈，应避免烹调用油过多或者频繁长期食用脂肪含量高的食材。

碳水化合物的吸收比蛋白质和脂肪都更快一些。超重或体重增长过快的孕妈妈，现在一定要不吃或少吃甜度高的水果、糕点、含糖饮料和蜂蜜，多吃含膳食纤维丰富的蔬菜，用根茎类蔬菜及全谷物主食替代精米白面。

孕晚期是胎宝宝体内脂肪增加最快，也是孕妈妈体重增长最快的时期。在调整能量摄入的同时，更要坚持规律的运动。

· 孕晚期要每周监测体重和血压。如果体重增加过多过快，要小心妊娠期高血压。

补钙

孕晚期，钙不足对母体健康的危害更加明显。研究显示，孕期饮食中增加奶类摄入量的孕妈妈产后骨密度较高，孕期补钙可以极大降低妊娠高血压的风险及先兆子痫的发生率、早产的发生率。同时，降低宝宝出生后对牛奶蛋白过敏的风险。

奶和奶制品是钙的优质来源，钙含量高且吸收率高。孕晚期的钙需求量是 1000 毫克 / 天，500 克牛奶中大约含 540 毫克钙。

以下表格是查取食物成分表选取的单位食材含钙元素含量排名前三列表，可以帮助孕妈妈快速了解钙的食材分布，轻松找到适合自己口感和食欲的补钙食物，实现高效的食源补钙。

◎ **优选补钙食物**

奶类
牛、羊等动物奶和奶制品（酸奶、奶酪、奶皮子、奶豆腐等）都是很好的补钙食物，选择的时候优选乳蛋白含量更高的。

豆类
黄豆、黑豆、花豆、眉豆、芸豆等各种豆类，和豆腐、豆腐脑、豆腐皮，豆腐丝等各种豆制品都是"补钙小能手"；密度越高钙含量越高。

深绿色蔬菜
深绿色蔬菜都很能补钙，尤其是十字花科的西蓝花等，如果担忧有的蔬菜含草酸，预先焯水是很好的解决办法。常吃的含草酸多的菜主要是菠菜、竹笋等，它们通常直接吃起来口感发涩，大家都习惯先焯水再烹饪。

补钙好伙伴：维生素 D

仔细翻看配方，我们会发现市面上常规的补钙产品大都加入了维生素 D。只是单纯补钙，钙在身体里被吸收利用得很少，而维生素 D 促进肠道对钙的吸收。

如何合理摄入维生素 D，让孕妈妈和胎宝宝都够用呢？

1. 多晒太阳。注意，不是裹着厚厚的衣服、戴着帽子晒，而是把皮肤直接暴露在太阳底下。

2. 多吃富含维生素 D 的食物。比如：蛋黄、牛奶。

3. 可以选择添加了维生素 D 的钙片或者孕期综合维生素，按说明吃就不会超标。孕期维生素 D 的每日需求量是每日 10 微克。

关于补钙的几个误区

1. "骨头汤能补钙"。骨头里的钙基本上不会溶于汤中，不管是把骨头剁小了炖，还是加各种东西炖，钙都不会溶入汤中的。这时候管点作用的可能是你在喝骨汤的同时，把大骨头上的软骨吃下去。除此以外，喝骨头汤的作用和喝肉汤是一样的。

2. "吃蔬菜补不了钙"。十字花科的绿叶菜有着很高的钙利用率，仅次于奶制品和豆制品。常见的十字花科绿叶菜包括：油菜、小白菜、上海青、菜薹、卷心菜、各种芥菜，另外还有花椰菜和西蓝花，以及荠菜。

3. "吃奶酪、奶片就可以代替牛奶、酸奶来补钙"。市售的包装食品奶酪奶片，因为生产厂家不同，执行标准不同，钙含量不稳定，所以不如每天定时喝牛奶、酸奶来得方便有保障。欧洲和我国少数民族地区的传统奶酪制品，的确是有更高钙含量的。但是它们一般难以被我们日常的烹饪方式所利用，所以也难以保持长期稳定摄入。

钙片这样吃

如果因为各种原因或条件限制，无法通过食物来补充足够钙，可以考虑通过钙片来补钙。

钙与草酸、植酸结合会影响钙的吸收，用钙片来补钙最好与吃饭时间错开。夜间血钙浓度较低，选择晚上补钙，不仅能稳定血钙浓度，也会促进睡眠。

吃完钙片不要马上喝茶，以免降低钙的吸收。也不要空腹服用钙片。

补钙适量考虑身体耐受量：孕晚期钙的每日推荐摄入量在 1000 毫克 / 天，最高耐受量为 2000 毫克。尤其是补充钙剂的妈妈要注意核算钙的总摄入量。

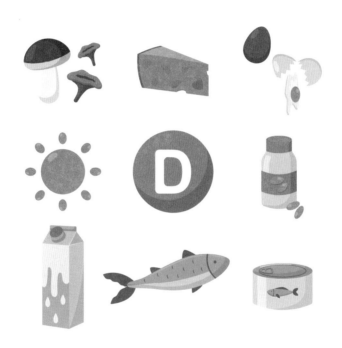

水肿

孕期水肿一般是生理性水肿，在孕晚期很多孕妈妈都会经历，产检身体指标正常的健康孕妈妈注意休息、增加身体活动，能很好地预防和改善水肿。频繁出现水肿的孕妈妈还要在饮食上加强管理。

体内过多的钠是体内水分滞留的原因。5 克食盐提供钠 2000 毫克，而孕妈妈钠的每日推荐摄入量为 1500 毫克，可见，食盐每日提供的钠就足够了。我们日常生活中的各种显性和隐性的盐是钠的主要载体。所以低钠饮食、控制盐分的摄入量可以很好地改变高钠引起的水潴留情况。

低钠饮食的重点是控制钠的摄入量：

1. 避免频繁使用市面常见的高钠调味酱料（鸡精、味精、蚝油、酱油、豆瓣酱等）；

2. 学会阅读食物的营养成分表，来控制钠的合理摄入量；

3. 用天然食材自己烹制低钠食物代替火腿肠、培根等加工肉制品以及腌制食品（泡菜、榨菜）；

4. 酸味妙用也可以减少含钠调味料的使用；

5. 味蕾的感觉不是有效判断钠摄入多少的可靠方法，还是看调味料的营养标签更靠谱。一般而言，钠超过 30%NRV（营养素参考值）的食物要少购买。

6. 富钾食物可以减轻高盐饮食的危害，因为钾可以促进钠的排泄。提供钾的食物主要是薯类（红薯、土豆、山药等）和豆类（红豆、扁豆、芸豆等）。

7. 保证孕期饮水量。每隔两小时就喝一次水，每次 150~200 毫升。正常喝水可以帮助身体排出多余的钠，降低血液中的钠浓度。睡前两小时避免大量喝水。

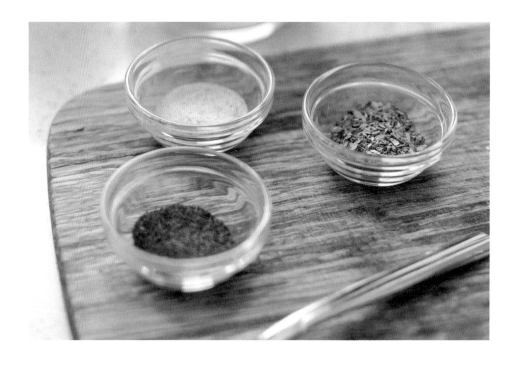

孕晚期的零食包

　　孕中后期吃零食需要参考食物能量表，控制能量的总摄入量，脂肪、碳水化合物、蛋白质的比例。同时要重点关注的两大重点是补铁和补钙。

01｜低糖的无添加食物 ☑️ 菠萝干，苹果干，桃干，百香果干，低糖 / 无糖酸奶，低糖乳酸菌饮料；

02｜低盐坚果、蔬菜干 ☑️ 秋葵干，香菇干，胡萝卜干，南瓜干；

03｜补钙的食物 ☑️ 低盐鱼干；天然奶酪干，即食奶酪，奶皮。

第三节 / 长胎不长肉的关键期

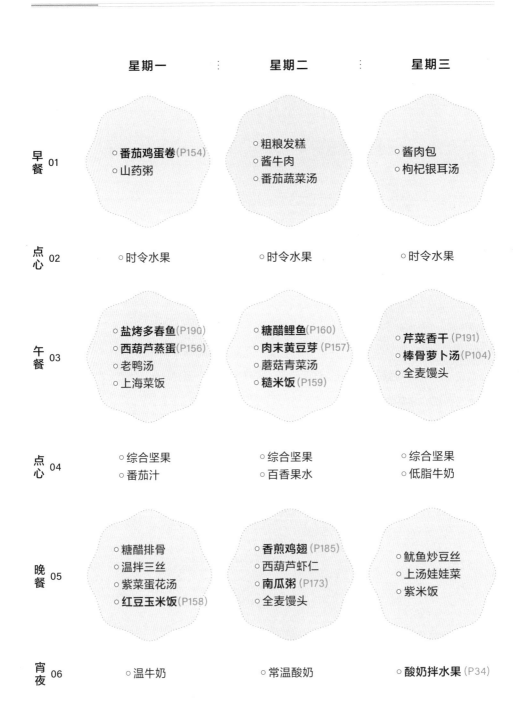

	星期一	星期二	星期三
早餐 01	○**番茄鸡蛋卷**(P154) ○山药粥	○粗粮发糕 ○酱牛肉 ○番茄蔬菜汤	○酱肉包 ○枸杞银耳汤
点心 02	○时令水果	○时令水果	○时令水果
午餐 03	○**盐烤多春鱼**(P190) ○**西葫芦蒸蛋**(P156) ○老鸭汤 ○上海菜饭	○**糖醋鲤鱼**(P160) ○**肉末黄豆芽**(P157) ○蘑菇青菜汤 ○**糙米饭**(P159)	○**芹菜香干**(P191) ○**棒骨萝卜汤**(P104) ○全麦馒头
点心 04	○综合坚果 ○番茄汁	○综合坚果 ○百香果水	○综合坚果 ○低脂牛奶
晚餐 05	○糖醋排骨 ○温拌三丝 ○紫菜蛋花汤 ○**红豆玉米饭**(P158)	○**香煎鸡翅**(P185) ○西葫芦虾仁 ○**南瓜粥**(P173) ○全麦馒头	○鱿鱼炒豆丝 ○上汤娃娃菜 ○紫米饭
宵夜 06	○温牛奶	○常温酸奶	○**酸奶拌水果**(P34)

一周营养食谱举例

星期四	星期五	星期六	星期日

○鱼片粥
○麻酱花卷
○虾皮拌圆白菜(P159)

○紫米粥
○煮鸡蛋
○小肉卷

○鸡蛋奶酪三明治
○胡萝卜汁

○芹菜肉包
○小米粥
○鸡蛋

○时令水果 ○时令水果 ○时令水果 ○时令水果

○酱爆鸡丁
○烫青菜
○紫菜蘑菇汤
○二米饭

○什锦蔬菜汤
○番茄肉酱意大利面

○火爆腰花(P155)
○白灼芥蓝
○虾皮豆腐汤
○冬瓜饭(P161)

○奶油蘑菇汤
○海鲜时蔬面

○综合坚果
○柠檬水

○综合坚果
○冰糖金橘汤

○综合坚果
○西柚胡萝卜汁

○综合坚果
○木瓜小汤圆

○萝卜熘白菜
○红烧牛肉面

○苦瓜鸡柳
○盐水虾(P158)
○芝麻小米粥
○葱油饼

○蒜蓉芥蓝
○百合乌鸡汤
○番茄鸡蛋饭

○虾皮拌豆腐(P161)
○小米蒸排骨
○白菜冬瓜汤
○豌豆蛋炒饭

○温牛奶 ○燕麦牛奶 ○姜撞奶 ○胡萝卜橙汁

番茄鸡蛋卷

🧺 食材准备

薄饼 1 张

番茄 1 个

鸡蛋 2 个

芝士片 2 片

🍴 做法

1 将鸡蛋打散，煎成蛋饼备用。

2 番茄洗净、去皮，切薄片备用。

3 将薄饼在平底锅上加热后，铺上芝士片、蛋饼、番茄片后卷起即可。

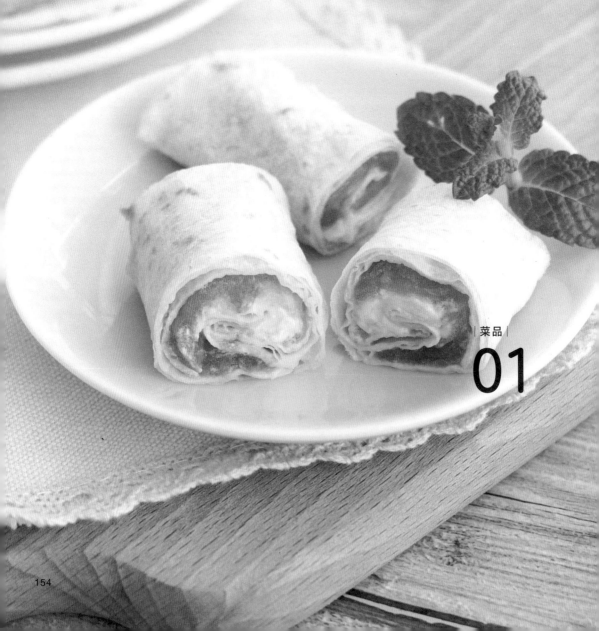

| 菜品 |

01

| 菜品 |

02

| 做法 |

火爆腰花

🍲 食材准备

猪腰 100 克　　彩椒、洋葱 30 克
姜片、姜丝、蒜片 少许　　盐、生抽、料酒 适量

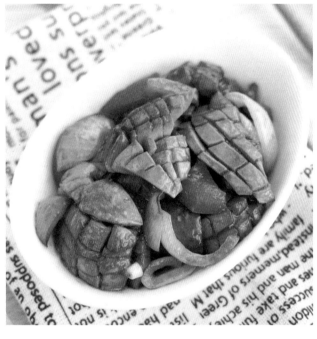

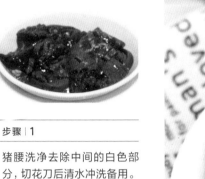

| 步骤 | 1

猪腰洗净去除中间的白色部分，切花刀后清水冲洗备用。

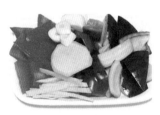

| 步骤 | 2

彩椒洗净切片，洋葱切片备用。

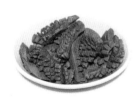

| 步骤 | 3

烧锅入水，放姜片、料酒，将猪腰焯烫后捞出。

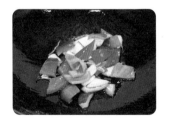

| 步骤 | 4

烧锅入油，姜丝、蒜片爆香后放彩椒、洋葱翻炒。

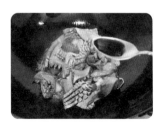

| 步骤 | 5

之后加腰花炒熟，放生抽、盐调味即可。

| 菜品 |

03

西葫芦蒸蛋

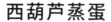食材准备

西葫芦 150克　　**鸡蛋** 2个　　**蒜** 2瓣

淀粉、生抽、糖、盐 适量

做法

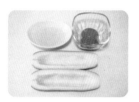

步骤 | 1

西葫芦洗净去蒂，侧切成两个长条，用勺去瓤备用，鸡蛋清、蛋黄分离备用。

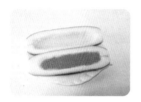

步骤 | 2

鸡蛋清、鸡蛋黄中加少许盐，分别倒入西葫芦条。

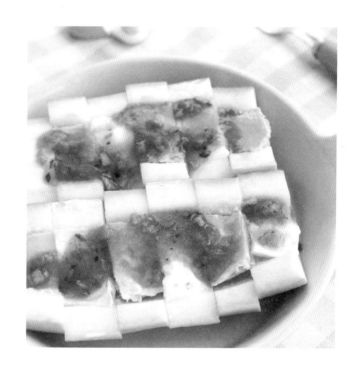

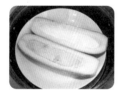

步骤 | 3

冷水上锅蒸 10～15 分钟，放凉备用。

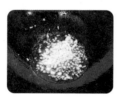

步骤 | 4

蒜瓣切成末，烧锅入油，放蒜末爆香。

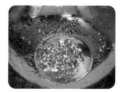

步骤 | 5

加 2 勺生抽、1 勺糖翻炒，淀粉加水调匀后倒入锅内，将酱汁搅拌均匀。

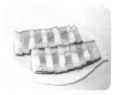

步骤 | 6

将放凉的西葫芦切块，淋上酱汁即可。

肉末黄豆芽

食材准备

黄豆芽 150克

肉末 50克

葱花 少许

生抽、盐 适量

做法

1 豆芽洗净，沥干备用。

2 烧锅入油，葱花爆香后，放入肉末煸炒至变色后加生抽调味。

3 倒入黄豆芽，炒熟后撒适量盐拌匀即可。

菜品

04

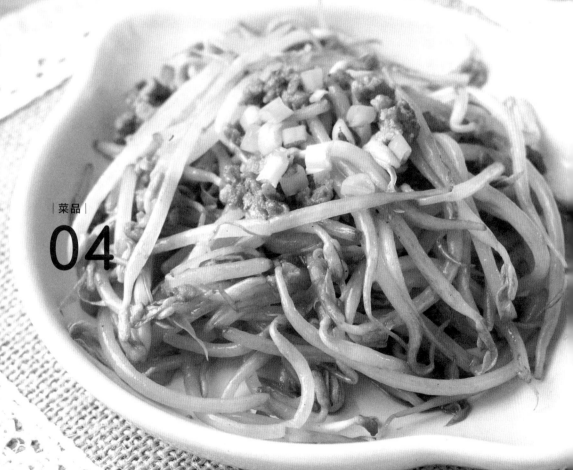

菜品	05 **盐水虾**

☙食材准备

鲜虾 150克　　**八角** 1个　　**花椒** 5粒

葱、姜 少许　　**盐、料酒** 适量

┃做法

1　鲜虾剪去虾须，去除虾线，洗净备用。

2　烧锅入油，加入葱、姜、八角、花椒、料酒，大火炒香后加水烧开。

3　处理好的虾下入锅中，加盐煮3分钟至熟透变色。

4　关火加盖焖10分钟入味捞出即可。

菜品	06 **红豆玉米饭**

☙食材准备

大米 50克　　**红豆、鲜玉米粒** 少许

┃做法

1　红豆提前一晚放入冰箱泡发。

2　红豆换清水煮至略带硬芯。

3　将大米、煮好的红豆和鲜玉米粒一起放入电饭锅，加入正常水量，按日常煮饭程序烹饪即可。

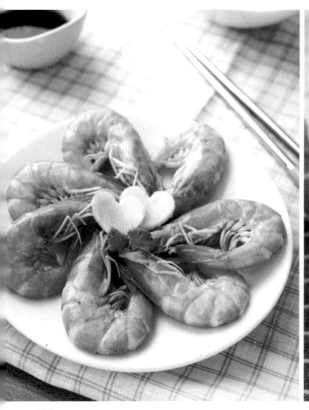

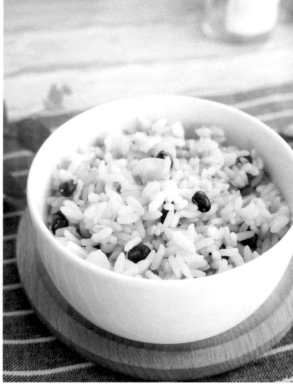

| 菜品 | 07　虾皮拌圆白菜

食材准备

圆白菜 150 克　　　**鲜木耳** 80 克

虾皮 少许　　　**香油、盐** 适量

做法

1 圆白菜洗净，撕成小片；鲜木耳洗净，撕成小片备用。

2 烧锅入水，鲜木耳焯水 5 分钟后，加入圆白菜稍一变色就关火，捞出备用。

3 熟木耳和圆白菜中加入虾皮、盐、香油，拌匀即可。

| 菜品 | 08　糙米饭

食材准备

紫米、糙米 20 克　　　**大米** 30 克

做法

1 糙米、大米淘洗干净，紫米用水浸泡半小时备用。

2 将泡好的紫米、糙米、大米入电饭锅，开煮饭程序即可。

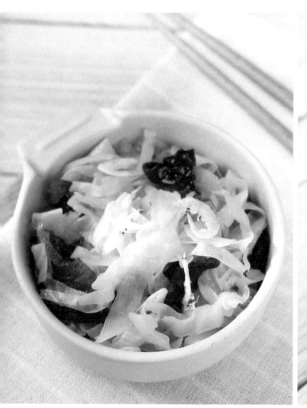

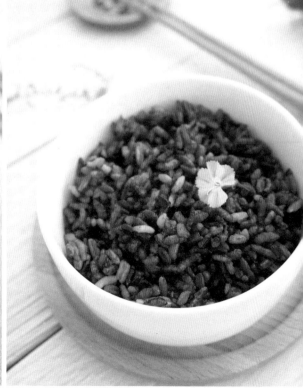

糖醋鲤鱼

食材准备

鲤鱼 1 小条

彩椒 30 克

葱丝、姜片、蒜片 少许

老抽、料酒、糖、醋、盐 适量

做法

1 鲤鱼洗净切花刀，两面抹盐，将葱、姜放入鱼肚，加料酒腌制 10 分钟。

2 碗中放入 4 勺糖、4 勺醋、1 勺老抽、少许料酒及适量葱、姜、蒜，调成料汁。

3 烧锅入油，将鲤鱼煎至两面焦黄捞出备用。

4 锅中留底油，油热后倒料汁，加半碗凉水大火烧开，将鲤鱼放入锅中盖盖炖 5 分钟。

5 关火加盖焖 10 分钟入味捞出即可。

菜品

09

| 菜品 | 10 冬瓜饭

🍲 食材准备

冬瓜 80 克　　**大米** 50 克

小米 20 克　　**盐、鸡精** 适量

葱花 少许

🥄 做法

1 冬瓜洗净、去皮切丁备用。

2 烧锅入油，葱花爆香后，倒入冬瓜翻炒，加盐、鸡精调味。

3 电饭锅中放入大米和小米，将炒好的冬瓜倒入，加水，按煮饭程序即可。

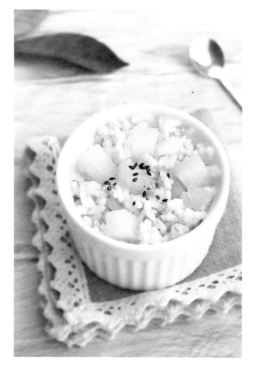

| 菜品 | 11 虾皮拌豆腐

🍲 食材准备

豆腐 50 克　　**虾皮** 3 克

香葱 少许　　**香油、盐** 适量

🥄 做法

1 豆腐洗净、切小块；香葱切末备用。

2 将豆腐丁、香葱、虾皮放入碗中，加少许盐、香油拌匀即可。

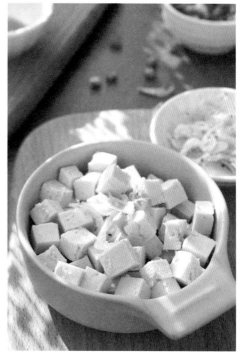

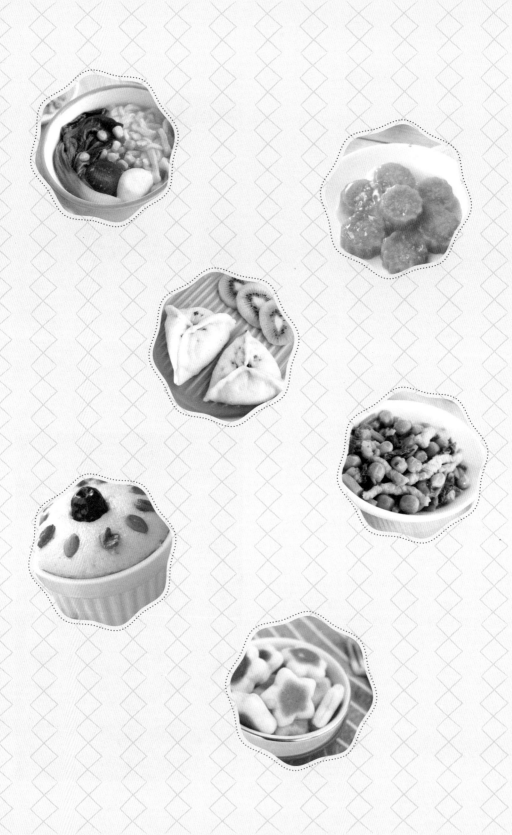

孕33~36周

第九章

第一节 / 身体的变化

这个月，胎宝宝身体各部分的发育都接近完成了。大部分的胎宝宝还会完成翻跟头的"壮举"，就是医生们常说的"入盆"：胎宝宝头朝下，头部进入骨盆，为顺利出生摆好姿势，蓄势待发。

同时，孕妈妈的身体开始为分娩做准备了。孕妈妈的体重将会在这个月达到最高值，身体的各种不适也在一点点地加剧，尿频、便秘、水肿、腿抽筋……

即便是到了这个阶段，保证铁摄入、预防缺铁性贫血的工作也不能松懈，孕晚期比孕中期对铁的需求量更大。

便秘尤其是这个阶段孕妈妈身体的重要困扰。孕妈妈需要认真了解一下缘由，并且选择自己能执行下去的解决方案。

第二节 / 本月营养关键点

孕晚期预防贫血

如何通过日常饮食保证铁的摄入

孕晚期铁的推荐摄入量是 29 毫克 / 天，比孕前增加 9 毫克 / 天，比孕中期增加 5 毫克 / 天。

1. 现在起可以每天多吃 20~50 克瘦肉，同时保证每周吃一两次动物血和肝脏，每次也在 20~50 克。这两项加起来，就可以保障孕晚期增加的铁需求了。

2. 多吃蔬菜和新鲜水果。维生素 C 有助于铁的吸收。绿叶蔬菜可以每天吃 500 克，水果每天 200~350 克。

何时需要额外补充铁剂

铁剂是快且有效的补铁方式。在检测血常规，确认贫血的情况下，医生会开出药用铁剂。服用铁剂时，应特别注意以下几点：

1.钙会干扰铁的吸收。所以牛奶、钙片要和铁剂错开吃。最好错开 2 小时以上，可以早上、晚上喝牛奶补钙，铁剂伴着午餐吃。

2.铁剂可以在吃饭中间吃，也可以饭后马上吃。一是减轻对肠胃的刺激，尽量避免服用铁剂后常见的恶心呕吐及便秘腹泻情况；二是饭后身体为消化食物会大量分泌胃酸，可以帮助铁的有效吸收；三是铁剂混入食物中，减缓了它通过小肠的速度，为小肠赢得了更多的吸收时间。

3.吃铁剂的同时需要吃维生素 C 或者富含维生素 C 的食物，以帮助铁的吸收。

便秘

便秘的原因

便秘是孕期的一大烦恼。便秘时大便间隔超过 48 小时，粪便干燥，引起排便困难。孕早期和孕中期都可能出现便秘，孕晚期往往会更严重些。

孕期便秘的原因有以下三种情况：

1.饮食。早孕反应发生恶心、呕吐丢失水分，没有及时补充。食物精细及蛋白质类食物多，食物中缺少膳食纤维。钙剂、铁剂及含矿物质的多种维生素等营养补充剂的长期服用也会引起便秘。

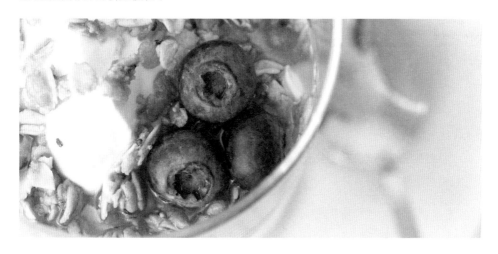

2.孕期生理变化。孕期激素分泌增加造成胃肠道蠕动慢，食物通过胃肠道时间长，水分被过多吸收，大便干燥，容易发生便秘。胀大的子宫对肠管及腹肌等造成挤压，尤其是直肠，造成胃肠蠕动频率减弱。排便需要腹肌协助，腹部增大后腹肌力量在逐渐减弱，容易造成排便困难。孕前原有的痔疮、肛裂等直肠疾病未能及时治疗，也容易引起便秘。

3.运动。很多孕妈妈怀孕后不喜欢运动，躺坐时间多，或由于有先兆流产等不得不减少运动，从而影响了肠蠕动。

此外，便秘与精神压力、睡眠质量、体质差异等因素也有一定关系。

便秘饮食对策

对策一：
膳食纤维含量丰富的复合型碳水化合物

主要是血糖指数低的复合型碳水化合物，比如五谷杂粮、蔬菜和坚果。

这些食物中的天然膳食纤维可以直接帮助我们的肠道蠕动，促进消化，同时有助于控制血糖和控制体重。能控制血糖，是因为膳食纤维需要比较长的消化时间，不会一下子大量提供葡萄糖等能量，血糖指数很低；能控制体重，主要是膳食纤维带来的饱腹感，避免了继续吃过多的食物，从而得以控制体重。

对策二：
多喝水

早起空腹先喝一杯水。这是一个非常好的习惯，不仅仅孕期要做到，以后也可以一直保持下去。因为当我们感觉到口渴的时候，身体已经缺水很厉害了。

有意识吃一些流质食物，比如，牛奶、小米粥、杂粮粥、各种汤羹等，它们都是能够帮助身体补充水分，并且对肠胃有益的食物。

在运动后，孕妈妈也要适当补充水分。

对策三：

吃点益生菌

益生菌能够调节肠道菌群，它的作用是双向的，既可以调理便秘，也可以调节腹泻的问题。有意识地吃一些发酵食物，是日常获得益生菌的有效方式。

1.发酵的蔬菜，比如，淡盐的一夜渍泡菜、大豆酱和豆豉、味噌和纳豆，这些食物天然含有益生菌，还有膳食纤维和抗氧化剂。但是它们通常含盐量比较高，适合作为开胃食物吃一点点。

2.酸奶，选择原料只有牛奶和益生菌的纯酸奶。每天规律性地吃一些。

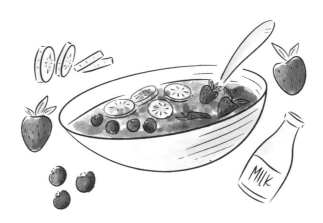

第三节／冲刺阶段的饮食计划

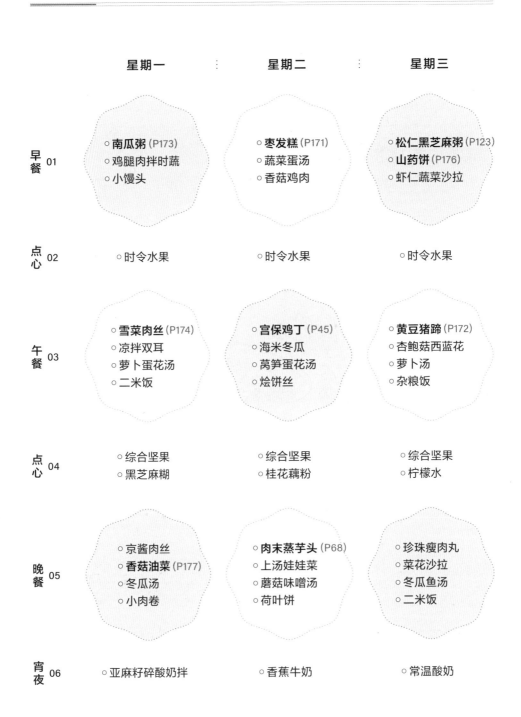

	星期一	星期二	星期三
早餐 01	○ **南瓜粥** (P173) ○ 鸡腿肉拌时蔬 ○ 小馒头	○ **枣发糕** (P171) ○ 蔬菜蛋汤 ○ 香菇鸡肉	○ **松仁黑芝麻粥** (P123) ○ **山药饼** (P176) ○ 虾仁蔬菜沙拉
点心 02	○ 时令水果	○ 时令水果	○ 时令水果
午餐 03	○ **雪菜肉丝** (P174) ○ 凉拌双耳 ○ 萝卜蛋花汤 ○ 二米饭	○ **宫保鸡丁** (P45) ○ 海米冬瓜 ○ 莴笋蛋花汤 ○ 烩饼丝	○ **黄豆猪蹄** (P172) ○ 杏鲍菇西蓝花 ○ 萝卜汤 ○ 杂粮饭
点心 04	○ 综合坚果 ○ 黑芝麻糊	○ 综合坚果 ○ 桂花藕粉	○ 综合坚果 ○ 柠檬水
晚餐 05	○ 京酱肉丝 ○ **香菇油菜** (P177) ○ 冬瓜汤 ○ 小肉卷	○ **肉末蒸芋头** (P68) ○ 上汤娃娃菜 ○ 蘑菇味噌汤 ○ 荷叶饼	○ 珍珠瘦肉丸 ○ 菜花沙拉 ○ 冬瓜鱼汤 ○ 二米饭
宵夜 06	○ 亚麻籽碎酸奶拌	○ 香蕉牛奶	○ 常温酸奶

一周营养食谱举例

星期四	星期五	星期六	星期日
○火腿时蔬三明治 ○清炒虾球	○海鲜蔬菜饼 ○玉米牛奶麦片	○奶汁烩菜 ○鸡蛋锅贴 ○橙汁	○牛肉蔬菜堡 ○胡萝卜土豆泥 ○玉米蛋花汤
○时令水果	○时令水果	○时令水果	○时令水果
○**西芹百合**(P177) ○**牡蛎双耳汤**(P106) ○煎肉饼	○鱼香肉丝 ○莴笋鸡蛋 ○番茄蘑菇汤 ○千层饼	○葱烧海参 ○**番茄菜花**(P101) ○豆腐海带汤 ○**糖三角**(P175)	○蜂蜜鸡翅 ○**琥珀核桃仁**(P175) ○白菜豆腐汤 ○黑芝麻饭团
○综合坚果 ○花生红薯汤	○综合坚果 ○玉米浆	○综合坚果 ○番茄汁	○综合坚果 ○百香果水
○腐乳空心菜 ○椰子鸡汤 ○**糙米饭**(P159)	○洋葱虾仁 ○蒜蓉菜心 ○棒骨海带汤 ○烩饼丝	○鸡肉藕盒 ○香菇小白菜 ○荞麦时蔬面	○鱼香肝片 ○**橙汁地瓜**(P170) ○**高汤蔬菜面**(P174) ○豆渣饼
○温牛奶	○五谷酸奶	○香蕉牛奶	○常温酸奶

橙汁地瓜

🧺 食材准备

红心地瓜 150克
糖 40克
橙汁 50毫升

🍴 做法

1 地瓜洗净、去皮，蒸熟后用模具压花备用。

2 锅中倒入橙汁、水、糖，中火熬制汤汁黏稠。

3 地瓜花摆盘，均匀淋上橙汁即可。

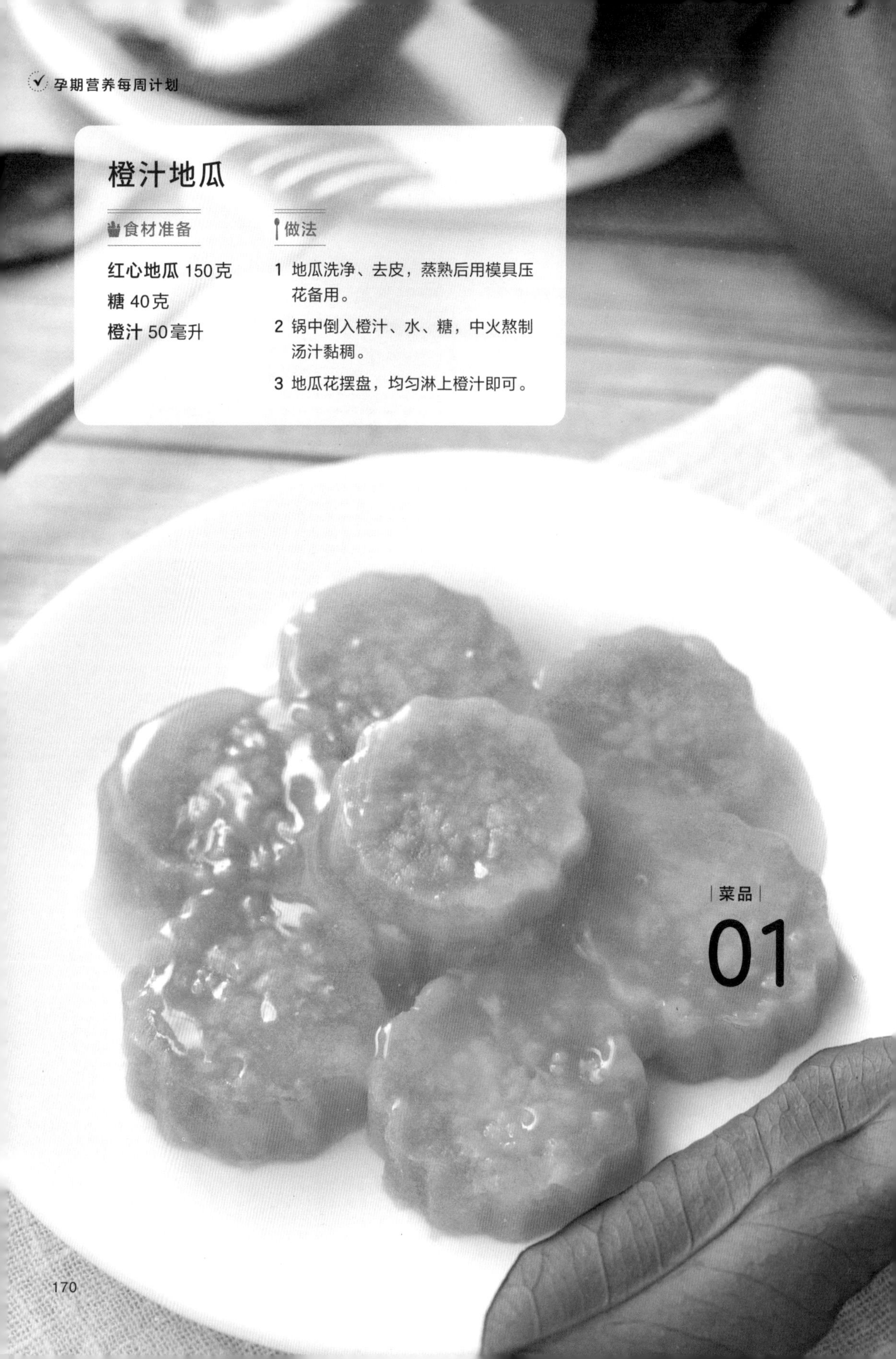

|菜品|
01

| 菜品 |

02

枣发糕

🧺食材准备

玉米面 50 克　　面粉 100 克　　小苏打 2 克　　酵母 1 克
白糖 5 克　　红枣、核桃仁、瓜子仁、葡萄干 少许

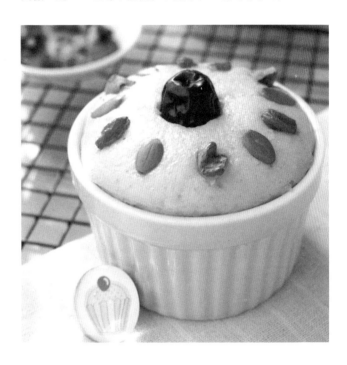

🥄做法

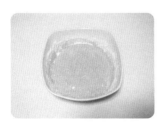

| 步骤 | 1

面粉、玉米面、酵母、白糖、
小苏打放入盆中，倒入温水
搅拌成面糊。

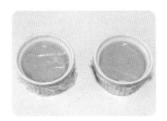

| 步骤 | 2

容器刷油，倒入搅拌好的面
糊，盖上保鲜膜放在温暖处
发酵。

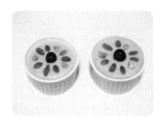

| 步骤 | 3

发酵后的面糊上摆好果料，冷
水上屉中火 20 分钟后转大火
蒸 15 分钟即可。

黄豆猪蹄

🧺食材准备

猪蹄 200克　　黄豆 30克　　料酒、生抽、冰糖、盐 适量
葱段、姜片、大料、桂皮、八角、香叶、花椒 少许

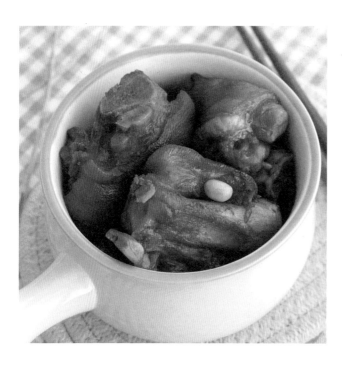

▌做法

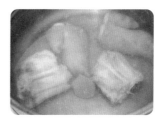

步骤|1

烧锅入水，猪蹄斩小段，加姜片焯烫，捞出猪蹄，热水洗净，备用。

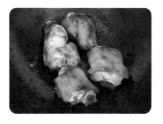

步骤|2

烧锅入油，放入冰糖，将焯烫后的猪蹄炒至变色。

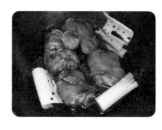

步骤|3

加葱段、姜片、大料、桂皮等调料，淋适量生抽、料酒、盐翻炒均匀。

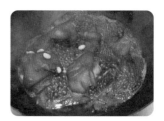

步骤|4

加入提前泡发的黄豆，加热水，盖上盖，大火烧开后，中小火炖 60 分钟即可。

南瓜粥

🥘食材准备

南瓜 100克
大米 30克

🥄做法

1 南瓜洗净、去皮、去籽，切小块备用。

2 大米淘洗干净，入锅加水，加南瓜块熬煮熟烂即可。

|菜品|
04

菜品 | 05　高汤蔬菜面

🥢 食材准备

面条 70克　　油菜 2棵　　鸡蛋 1个
小番茄 1个　　高汤、盐 适量

🥄 做法

1 油菜洗净去根，小番茄洗净切块备用。

2 高汤入锅烧热，放入面条煮至 8 成熟后，加小番茄、油菜煮熟。

3 打入鸡蛋煮熟后，撒盐拌匀即可。

菜品 | 06　雪菜肉丝

🥢 食材准备

雪菜 30克　　猪肉 40克
豌豆 100克

🥄 做法

1 雪菜泡水，洗去多余盐分，切碎；豌豆焯水；猪肉切丝备用。

2 烧锅入油，放肉丝炒至变色后，加入雪菜、豌豆炒熟即可。

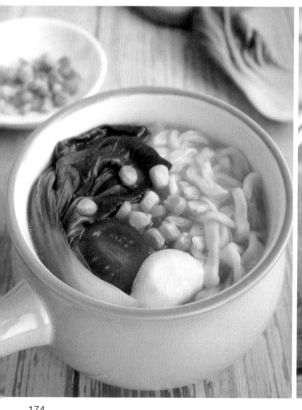

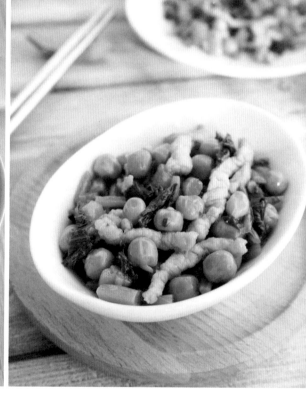

菜品 | 07 琥珀核桃仁

🧺 食材准备

核桃仁 100 克　　　白芝麻 少许

糖 50 克

做法

1 核桃仁用热水焯两分钟，去掉一些苦涩味，备用。

2 烧锅入水，放糖，小火慢熬，糖全部溶化后放入核桃仁。

3 小火慢慢搅拌待糖黏稠裹在核桃仁上盛出，撒上芝麻，放凉即可食用。

菜品 | 08 糖三角

🧺 食材准备

面粉 100 克　　　酵母 1 克

红糖 适量

炒香的芝麻花生核桃碎 适量

做法

1 面粉加酵母，用低于 40℃的温水和面，醒发 2 小时。

2 红糖加面粉（面粉为红糖的 1/3）、炒香的芝麻花生核桃碎，搅拌成红糖馅。

3 面醒发至原来的两倍大，揉面排气后分成大小一样的面剂。

4 面剂擀成皮放入红糖馅，捏成三角形。

5 包好的糖三角放入笼屉中大火蒸 20 分钟，关火焖 2 分钟出锅即可。

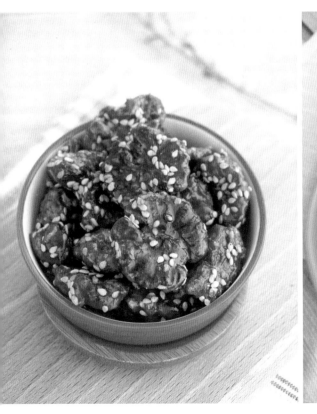

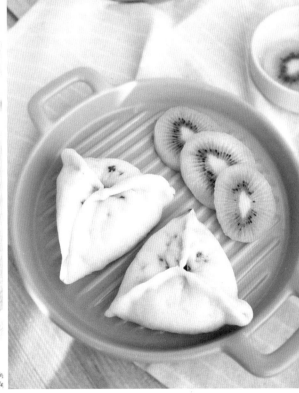

山药饼

🥗 食材准备

山药 100克

面粉 100克

鸡蛋 1个

酵母 1克

细砂糖 10克

🥄 做法

1 山药洗净去皮，切小段，冷水上锅蒸15分钟，出锅搅泥备用。

2 山药泥加糖搅拌，放凉后加鸡蛋、酵母搅拌均匀。

3 在山药泥中分次倒面粉，边倒入边搅拌。

4 揉面团，擀成1厘米左右厚度的面饼，用模具压花后放平底锅发酵半小时。

5 锅内加少许油，放入发酵好的山药饼煎至两面变色即可。

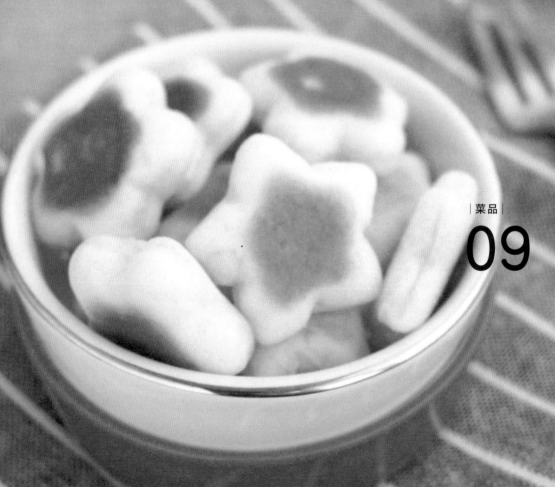

|菜品|

09

| 菜品 | 10 **香菇油菜**

食材准备

油菜 150 克　　**香菇** 2 朵

生抽、白糖、醋、盐 适量

做法

1 油菜去根洗净，沥干；香菇洗净切片备用。

2 烧锅入油，放入香菇，加半勺生抽和少许白糖、醋、盐翻炒。

3 香菇炒熟后，放入油菜炒 1 分钟后出锅。

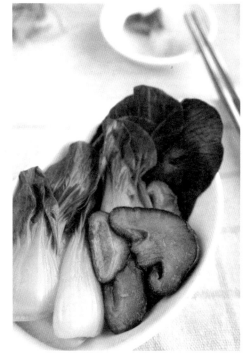

| 菜品 | 11 **西芹百合**

食材准备

西芹 150 克　　**百合** 15 克

盐 适量

做法

1 百合掰成小瓣洗净；西芹洗净，切片备用。

2 烧锅入油，放入西芹炒至变色后，加百合、盐翻炒均匀后即可。

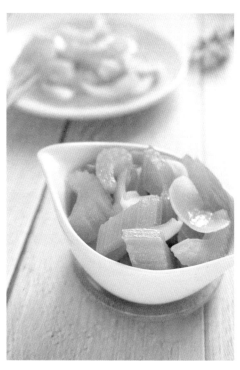

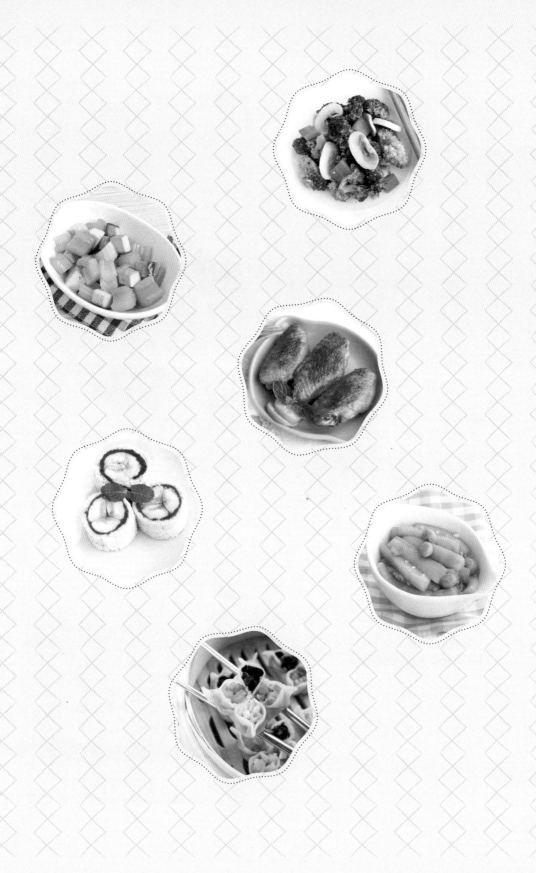

孕37~40周

第十章

第一节 / 身体的变化

在孕 10 月的第一周过去以后，胎宝宝在出生前的发育工作就基本完成了，他随时准备出生了！现在他安静了下来，一是因为他头入盆相对固定了；二是因为他的个头大到在妈妈的肚子里已经活动不开了。

这个月的孕妈妈会开始感受肚皮时不时地一阵发紧，有的时候还会有阵痛出现。真的阵痛通常发生在临产前 24 小时，逐渐有规律加强，间隔时间越来越短，持续时间越来越长；假性阵痛则不规律出现，且在一段时间后消失。

如何为分娩时刻提供营养支持？顺产妈妈和剖宫产妈妈有所不同。总的来说，顺产妈妈需要获得容易消化的高密度能量支持；而剖宫产妈妈主要在不给消化道增加额外负担的同时，保证妈妈和宝宝的营养供应。

第二节 / 本月营养关键点

平稳血压的饮食两件事

越接近分娩，血压越要保持平稳。每天不超过 5 克盐最为理想，来预防妊娠高血压、孕期水肿，减轻心脏和肾脏的负担。

分娩前的饮食准备

剖宫产妈妈禁食前吃什么

通常剖宫产手术前一天晚上 12 点以后就不能进食了，也有的医院规定剖宫产术前 8 小时内不能吃任何东西。

有的医院则允许进食清饮料。临产期妈妈肠胃消化能力减弱，很容易引起消化不良，感觉胃部不适。

◎ **禁食前的饮食要点**

☑ **避开油腻的鸡鸭鱼肉等高蛋白质饮食。**

肉类中含有的蛋白质需要花太久时间消化；避免吃体积大、营养密度低的食物如薯片之类，尽量减轻胃部的胀满感。

☑ **增加维生素 C 的摄入。**

可以通过橙汁等形式摄入维生素 C。维生素 C 能够保障细胞间质胶原蛋白的合成，从而促进生产过程中的创伤愈合。

☑ **含膳食纤维太多的蔬菜水果不要多吃。**

纤维会产生较多的粪便，不利于术前排空肠胃。

顺产妈妈的分娩预备食物清单

◎ **第一产程**

是从规律宫缩开始到宫口开全的阶段，通常孕妈妈会在这个阶段进待产室待产。这个阶段是宫缩时间逐渐延长、间隔逐渐缩短、强度不断加强的过程。这个阶段，孕妈妈可以抓紧在疼痛的间隙，补充营养和能量。（放心，由于无痛分娩和导乐减痛分娩的开展，产程疼痛程度减轻。孕妈妈这时还可以分神吃点儿东西。）

可以选择多维面包、强化维生素的燕麦棒等碳水化合物联合维生素提供能量；鸡茸羹、鱼茸羹、鸡汤小米粥等提供氨基酸和维生素；还有酸奶、蔬菜汁可以提供钙、铁等矿物质。

◎ **第二产程**

是孕妈妈宫口开全到胎宝宝娩出的阶段，孕妈妈进入产房生产。这个阶段因为宫缩时间长而间隔时间短，孕妈妈没有喘息的机会，长时间处于强烈的痛感中。这个阶段的孕妈妈处于生产疼痛的巅峰期，只有很少的间隙时间摄入食物补充体能。准备流质或半流质高能量食物，如芝麻糊、藕粉、盒装牛奶、矿物质饮料、运动饮料等。

◎ **第三产程**

是胎宝宝娩出后胎盘娩出的阶段。孕妈妈会很快轻松下来，宫缩其实还在继续，但和刚才经历的巅峰疼痛相比，现在的宫缩感受几乎可以忽略不计。刚刚放松下来的孕妈妈，可以补充一些温热的鲜榨果汁、红糖水、牛奶。

第三节／分娩前的饮食计划

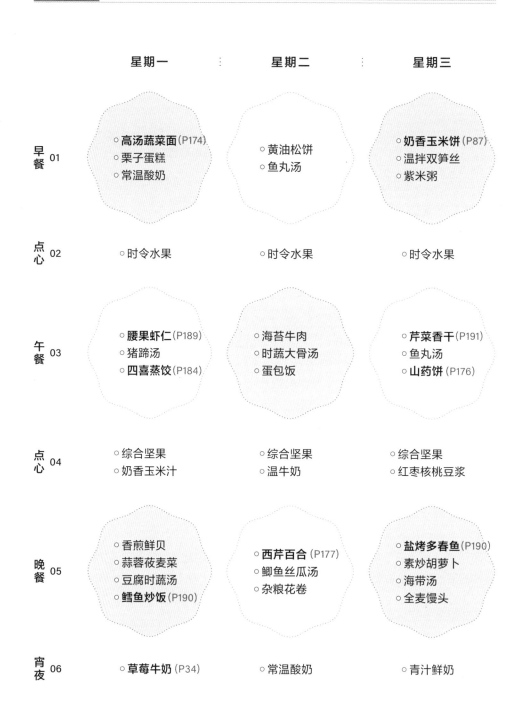

		星期一	星期二	星期三
早餐	01	◦ **高汤蔬菜面**(P174) ◦ 栗子蛋糕 ◦ 常温酸奶	◦ 黄油松饼 ◦ 鱼丸汤	◦ **奶香玉米饼** (P87) ◦ 温拌双笋丝 ◦ 紫米粥
点心	02	◦ 时令水果	◦ 时令水果	◦ 时令水果
午餐	03	◦ **腰果虾仁**(P189) ◦ 猪蹄汤 ◦ **四喜蒸饺**(P184)	◦ 海苔牛肉 ◦ 时蔬大骨汤 ◦ 蛋包饭	◦ **芹菜香干**(P191) ◦ 鱼丸汤 ◦ **山药饼** (P176)
点心	04	◦ 综合坚果 ◦ 奶香玉米汁	◦ 综合坚果 ◦ 温牛奶	◦ 综合坚果 ◦ 红枣核桃豆浆
晚餐	05	◦ 香煎鲜贝 ◦ 蒜蓉莜麦菜 ◦ 豆腐时蔬汤 ◦ **鳕鱼炒饭** (P190)	◦ **西芹百合** (P177) ◦ 鲫鱼丝瓜汤 ◦ 杂粮花卷	◦ **盐烤多春鱼**(P190) ◦ 素炒胡萝卜 ◦ 海带汤 ◦ 全麦馒头
宵夜	06	◦ **草莓牛奶** (P34)	◦ 常温酸奶	◦ 青汁鲜奶

一周营养食谱举例

星期四	星期五	星期六	星期日
○香煎鳕鱼 ○牛肉青菜粥	○鳕鱼饭团 ○烫青菜 ○牛奶燕麦粥	**○芝麻烧饼** (P48) **○虾皮拌圆白菜** (P159) ○红豆紫米粥	**○香蕉紫薯卷** (P193) ○奶油蛤蜊汤
○时令水果	○时令水果	○时令水果	○时令水果
○松仁鸡丁 (P188) **○西蓝花炒口蘑** (P189) ○味噌豆腐汤 **○香蕉紫薯卷** (P192)	○红枣羊肉 **○丝瓜青豆** (P186) ○白菜粉丝汤 ○全麦花卷	**○香煎鸡翅** (P185) ○萝卜拌笋丝 ○番茄蛋花汤 ○麻酱花卷	○咕咾虾 ○菌菇豆腐汤 ○南瓜馒头
○综合坚果 ○椰汁西米露	○综合坚果 ○胡萝卜汁	○综合坚果 ○牛油果牛奶	○综合坚果 **○桂圆烧蛋** (P192)
○冬瓜炒肉 **○番茄菜花** (P101) ○鲫鱼汤 ○玉米窝头	○芹菜肉丝 ○鸡汤茼蒿豆腐 **○参枣糯米饭** (P187)	○杏鲍菇肉片 ○白菜豆腐汤 ○杂粮饭	○菠菜炒鸡蛋 ○莲藕排骨汤 ○土豆饭
○五谷酸奶	○温牛奶	○酸奶拌香蕉	○温牛奶

四喜蒸饺

🧺 食材准备

肉馅 50 克

鸡蛋 2 个

饺子皮 少许

扁豆、鲜木耳、
胡萝卜 各 30 克

生抽、胡椒粉、
姜粉、盐 少许

🥄 做法

1 木耳、扁豆洗净切碎，胡萝卜洗净、去皮切碎备用。

2 鸡蛋磕入碗打匀，烧锅入油煎蛋，出锅晾凉切碎
　备用。

3 肉馅加盐、生抽、胡椒粉、姜粉搅拌均匀备用。

4 饺子皮挤成四角形撑开，肉馅垫底，分别装入木耳、
　胡萝卜、扁豆、鸡蛋馅料封边。

5 做好的四喜饺子放入蒸锅中蒸 15 ~ 20 分钟即可。

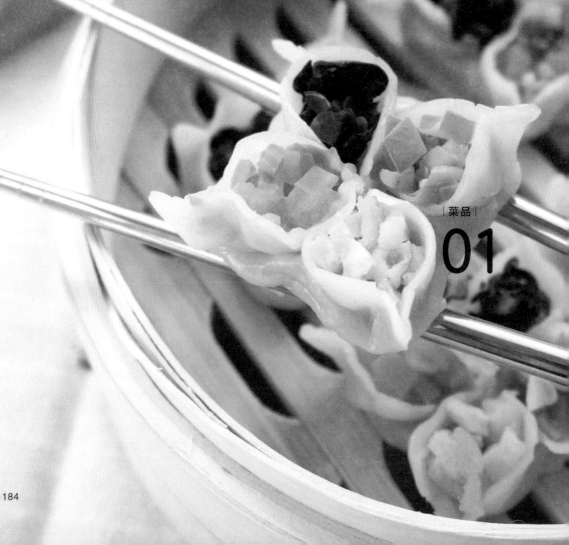

| 菜品 |
01

|菜品|

02

香煎鸡翅

🍲食材准备

鸡翅3个　　葱片、姜片、橄榄油、生抽、黑胡椒粉 适量

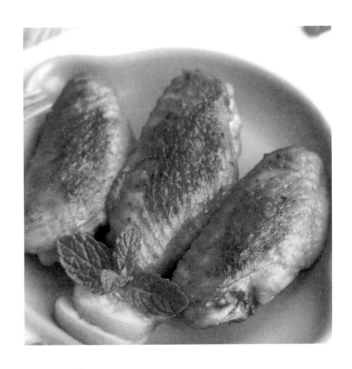

🍴做法

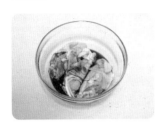

步骤|1

鸡翅洗净加10克盐拌匀，放葱片、姜片、橄榄油、生抽抓匀，腌制30分钟。

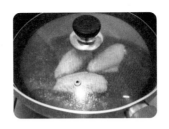

步骤|2

平底锅烧锅，加少量水，将鸡翅用中小火加盖焖2分钟。

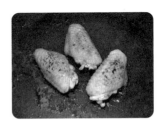

步骤|3

开盖，翻面煎鸡翅至两面金黄，撒少许黑胡椒粉即可。

丝瓜青豆

🛒食材准备

丝瓜条 120克　　**青豆** 15克　　**水淀粉、盐** 适量

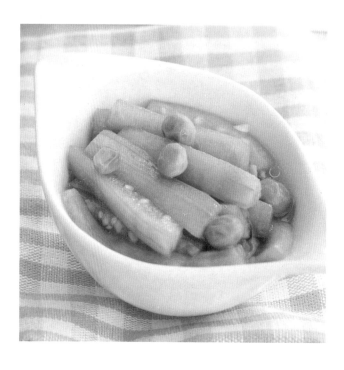

┃做法

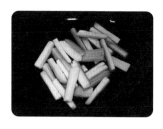

步骤│1

烧锅入油，放入洗净沥干的丝瓜条炒制。

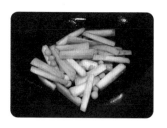

步骤│2

丝瓜条翻炒至微微变色后加入提前焯好的青豆，炒熟。

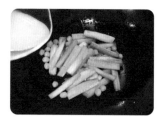

步骤│3

水淀粉倒入锅中，加盐，翻炒均匀即可。

参枣糯米饭

食材准备

党参 10克
红枣 20克
糯米 50克
白糖 适量

做法

1 党参提前洗净泡好，红枣洗净，糯米淘洗干净备用。

2 糯米放在碗中加水，放蒸锅蒸熟。

3 陶瓷锅入水，放党参、红枣，水开转小火煮 20 分钟，加白糖搅匀关火。

4 将煮好的参枣汁淋在糯米饭上即可。

| 菜品 |
04

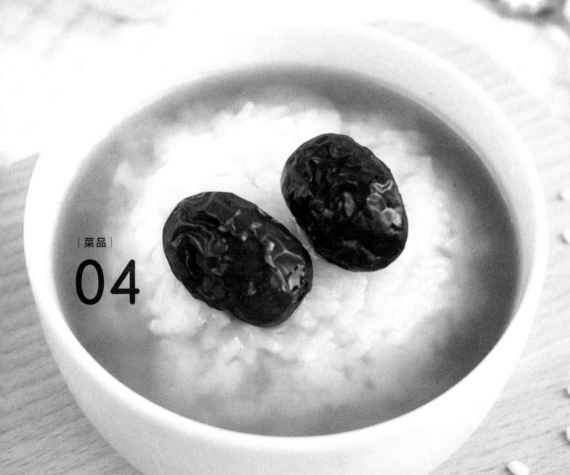

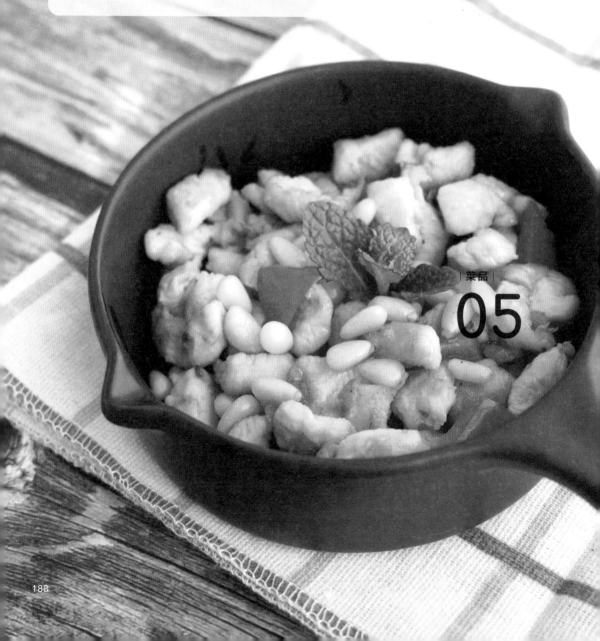

松仁鸡丁

🥬 食材准备

鸡胸肉 100克

松子仁 20克

彩椒 少许

料酒、胡椒粉、
盐、生抽 适量

🥄 做法

1 鸡胸肉洗净切丁，加入少许盐、料酒、
   胡椒粉腌制10分钟。

2 彩椒洗净，切丁备用。

3 烧锅入油，放鸡丁翻炒断生后，加彩椒、
   松子仁、生抽、盐翻炒均匀即可。

菜品
05

菜品 | 06　腰果虾仁

食材准备

虾仁 100克　　**西芹** 50克

腰果 50克　　**葱、蒜** 少许

料酒、盐、胡椒粉 适量

做法

1 虾仁加料酒、盐、胡椒粉腌制10分钟。

2 西芹洗净切片备用。

3 烧锅入油，葱、蒜爆香后，放入虾仁炒至变色。

4 倒入西芹炒熟后，放盐、腰果翻炒均匀即可。

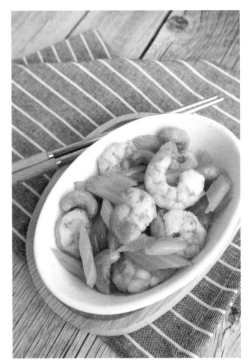

菜品 | 07　西蓝花炒口蘑

食材准备

西蓝花 150克　　**口蘑** 5个

胡萝卜 少许　　**盐** 适量

做法

1 西蓝花洗净，掰成小块；口蘑洗净切片；胡萝卜洗净，去皮切丁备用。

2 烧锅入水，水开后将西蓝花焯水。

3 烧锅入油，放入口蘑、胡萝卜翻炒片刻后，放西蓝花、盐翻炒均匀即可。

4 也可以西蓝花不提前焯水，直接和口蘑一起入锅翻炒，然后加入小碗高汤小火煨一会儿就好。

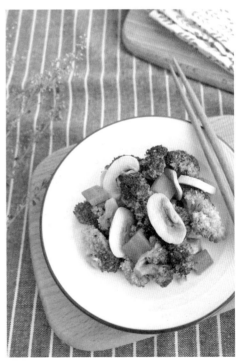

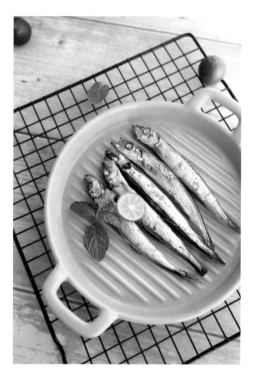

| 菜品 | 08　**盐烤多春鱼**

食材准备

多春鱼 5 条　　柠檬 半个
葱段、姜片、蒜末 少许
料酒、盐 适量

做法

1 多春鱼清理干净后，加料酒、盐、葱段、姜片、蒜末、柠檬汁腌制 20 分钟。

2 腌好的多春鱼可连带料汁一同铺在锡纸上面。

3 烤箱预热，上下火 200℃烤 20 分钟即可。

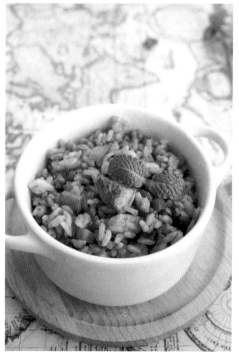

| 菜品 | 09　**鳕鱼炒饭**

食材准备

鳕鱼 50 克　　芦笋 40 克
熟米饭 100 克　　盐 适量

做法

1 鳕鱼切丁，芦笋切丁备用。

2 烧锅入水，将芦笋焯水后捞出。

3 烧锅入油，放入鳕鱼炒至变色后盛出备用。

4 用锅中油将熟米饭炒散，加入鳕鱼、芦笋、盐翻炒均匀即可。

芹菜香干

食材准备

芹菜 150克
香干 20克
盐 适量

做法

1 香干切丁；芹菜洗净，切丁备用
（喜欢软熟口感的，可将芹菜提前焯水。）

2 烧锅入油，放入香干煸炒片刻，
加芹菜、盐翻炒均匀即可。

|菜品|

10

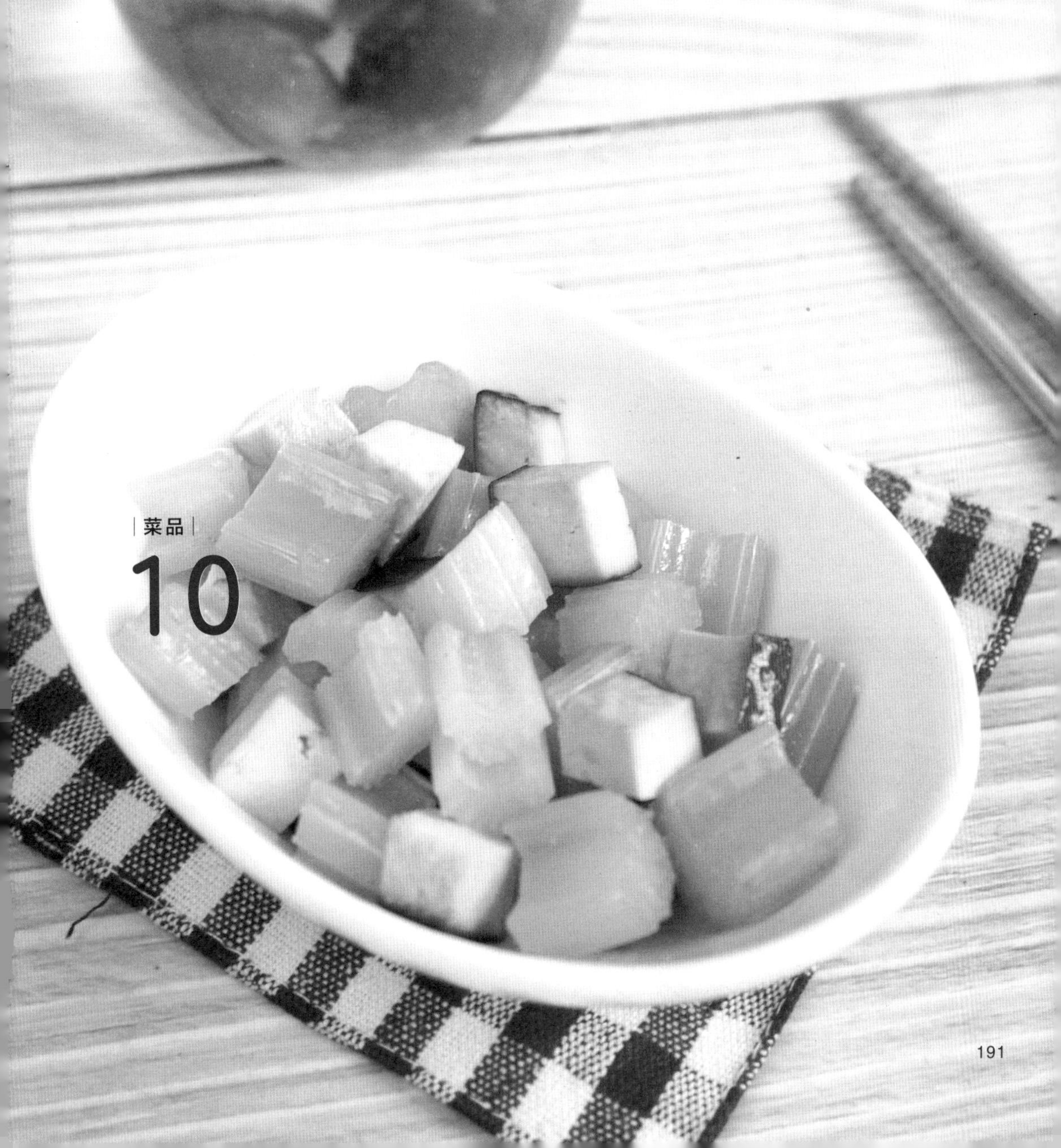

| 菜品 | 11　**桂圆烧蛋**

食材准备

鸡蛋 1 个　　桂圆 6 颗
红枣 5 颗　　枸杞 少许
红糖 适量

做法

1 红枣洗净，桂圆去壳备用。

2 烧锅入水，放入红枣和桂圆，中小火煮 10 分钟。

3 水沸后关火，打入一个鸡蛋，上盖焖 3 分钟。

4 开小火加入红糖、枸杞，熬煮 2 分钟即可。

| 菜品 | 12　**香蕉紫薯卷**

食材准备

香蕉 50 克　　面包片 2 片
紫薯 40 克　　牛奶 150 毫升

做法

1 紫薯洗净、去皮切片，上锅蒸 20 分钟，压成泥备用。

2 面包片切去四边，用擀面杖擀成薄片。

3 紫薯泥加入牛奶拌匀，抹在面包片上。

4 香蕉去皮，用面包片卷成卷，切段即可。

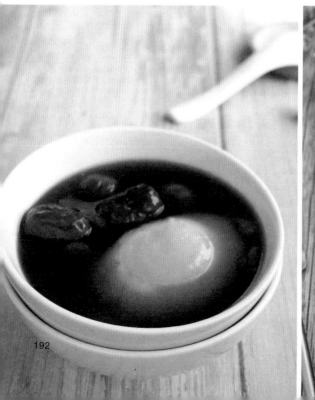

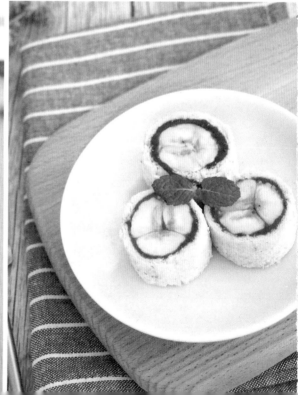